ROGERIO MUNOZ

Culturismo

Lothar Spitz

Culturismo

Roberto Muñoz

TIKAL
ediciones

Tikal Ediciones / Unidad Editorial
Rambla de la Llibertat 6-8 - 17004 Girona (España)
Teléfono y fax (972) 22 28 78

Traducción: Raúl G. Rosas v. Ritterstein
Diseño de cubierta: Antonio Tello
Fotografía de cubierta: Stock Photos
Impreso en la UE

Sumario

Prólogo de la Federación Alemana de Culturismo

Con este libro el autor aborda un tema socialmente significativo y que cada vez adquiere mayor importancia dentro del marco de un entrenamiento corporal completo. Es por ello que el primer objetivo que se plantea es la mejora controlada de todas las funciones corporales que realizan los músculos, puesto que en último extremo se pueden considerar los auténticos «motores» de la vida.

El motivo de la creciente popularidad del culturismo reside seguramente en los beneficios físicos y psíquicos que proporciona a quienes lo practican. Además, es un entrenamiento que se puede dosificar de manera precisa, tiene múltiples variantes y puede adaptarse a las necesidades individuales de cada persona. En resumen, el éxito del culturismo radica en la influencia positiva que ejerce sobre la forma física y el bienestar de las personas, y en que protege, en cierta forma, de un entorno hostil que no favorece la actividad física.

Pero lo que hace particularmente valiosa la práctica del culturismo sano, en palabras del autor, es que sus objetivos prácticos van acompañados de toda una serie de ventajas adicionales. A manera de ejemplo, citamos tan sólo algunas:

–Prevenir y proteger de las enfermedades ocasionadas por la carencia de movimiento.

–Obtener una capacidad de rendimiento corporal superior a la media y orientar el entrenamiento físico hacia un mayor rendimiento.

–Recuperar las capacidades físicas originales (rehabilitación).

–Equilibrar y compensar las malas posturas, que tienen su origen en debilidades musculares específicas.

Con plena conciencia de todos estos aspectos, el autor se dirige a todas las personas, sea cual sea su edad; tanto a las que consideran la salud como un bien en sí mismo, como a las que tienen intereses específicos en el rendimiento deportivo de alto nivel, como son entrenadores y educadores, fisioterapeutas y especialistas en medicina deportiva. A todos ellos proporcionará conocimientos científicos especializados sobre este deporte para la salud, que ya se ha convertido en un deporte popular.

Jürgen Palm

Miembro de la Federación Alemana de Culturismo

Prefacio

El entrenamiento muscular o culturismo sano está adquiriendo cada vez más prestigio y aceptación popular, como demuestra el aumento significativo en los últimos tiempos del número de clubes deportivos y gimnasios que ofrecen cursos y servicios destinados a su práctica.

En realidad este incremento no es sorprendente si consideramos los cambios beneficiosos que el culturismo sano opera en la totalidad del organismo. Además, se basa en un entrenamiento a la vez correcto y especializado, que se dirige a todas las personas, cualquiera que sea su forma física, y que beneficia el metabolismo muscular, los sistemas cardiovascular y nervioso y el aparato locomotor pasivo, es decir, huesos y articulaciones.

Existe por supuesto un sinnúmero de buenas razones por las cuales también usted, lector, debería aceptar la ocasión que le brinda este libro de practicar individualmente el entrenamiento en el marco de nuestra disciplina. Tres de esas importantes razones son las que exponemos a continuación.

Primera razón:

Según el profesor Armin Klümper, doctor en medicina, «el trauma de nuestra civilización es debido a que se ha relegado a un segundo plano el esfuerzo dinámico en favor de la pasividad: un ejemplo son los centros de enseñanza, parte integrante de esta sociedad, que no puede afirmarse que sean muy partidarios de favorecer el ejercicio físico».

Largos años de investigación científica en la antigua Unión Soviética con jóvenes adolescentes, han podido ratificar la idea de que un entrenamiento muscular como el culturismo, cuando está bien dirigido por un profesional, no influye negativamente sobre la columna vertebral de la persona y tampoco impide en absoluto el normal desarrollo físico, como algunos críticos mal informados han podido en ocasiones argumentar.

Antes bien, la conclusión a que han llegado dichos estudios sobre el culturismo es que su práctica produce en el organismo ciertos cambios morfológicos y funcionales favorables. Aumenta el diámetro de los huesos largos y mejora la consistencia y el vigor de las apófisis óseas, puntos de inserción de tendones y músculos. Por otra parte, conjuntamente con el aumento del tejido conjuntivo de los huesos, se observa una conformación más estable de los cuerpos óseos (cañas) y un engrosamiento de los cartílagos de las articulaciones, así como un incremento del desarrollo de los tendones, ligamentos y fibras. Resulta evidente que todos estos cambios conducen a una mayor estabilidad de la columna vertebral y del arco del pie. Todo ello nos conduce inevitablemente a la conclusión de que el culturismo tiene una influencia decisiva en la salud, y no únicamente de los jóvenes, también de las personas de más edad.

Un culturismo bien orientado, practicado con aparatos y de manera amena, debería formar parte de las clases de deporte que se imparten en las escuelas, así como ser entrenamiento obligado para principiantes en actividades deportivas profesionales.

Segunda razón:

Afirma el doctor Wildor Hollmann que «el ser humano en general pierde, entre los 20 y los 70 años de edad, de un 30 a un 40 por ciento de su masa muscular total. Un alto porcentaje de este déficit puede ser evitado mediante el entrenamiento muscular. Este dato nos da la medida de la importancia del ejercicio muscular, puesto que la musculatura es el elemento más significativo del metabolismo corporal».

El funcionamiento óptimo de todos los músculos corporales y la estabilidad del sistema óseo son de vital importancia para que el individuo conserve el bienestar y la salud física. No es extraño, pues, que precisamente el culturismo, ejecutado regular y dosificadamente, tome cada vez mayor importancia en la medicina preventiva, la terapia de la motricidad y la rehabilitación, puesto que incrementa de un modo excelente el mantenimiento funcional y estructural de nuestra estructura muscular.

En el músculo ejercitado se concentran varias sustancias esenciales para realizar funciones de esfuerzo: glucógeno, calcio, magnesio y fosfatos suministradores de energía. Cuando aumentan tales reservas energéticas, el músculo dispone de una mayor capacidad de movimiento, puede aprovechar la energía en un grado superior al común, y luego recuperarla rápidamente.

De acuerdo con las nuevas investigaciones científicas, el escaso riego sanguíneo de las estructuras óseas y una actividad muscular restringida desempeñan un papel decisivo en la génesis de los procesos de pérdida ósea. Es precisamente en estos casos cuando un aumento en el aporte local de sangre, proporcionado por la práctica del culturismo sano, actúa en el nivel bioquímico para contrarrestar el grave riesgo que entrañan estas dolencias.

Puesto que la musculatura, en relación con el suministro de sangre a los huesos, tiene el mismo efecto de bombeo que, por ejemplo, la actividad cardíaca para la circulación en general, este tipo de ejercicios deportivos es, tanto en la función preventiva (profilaxis) como en la recuperación (terapia), una medida que favorece la salud de las personas de cualquier edad.

Tercera razón:

«El hombre que vive en la civilización puede agotar, sin grandes esfuerzos de voluntad, hasta un 70 por ciento de la totalidad de sus fuerzas. Sin embargo, mediante un entrenamiento adecuado que mejore la capacidad de rendimiento muscular y orgánico, las fuerzas de reserva se incrementan de forma apreciable», según afirma el doctor Josef Nöcker.

El culturismo sano desarrolla la fuerza de voluntad. Esta afirmación es defendida no sólo por muchos deportistas de alto nivel, que pueden llegar a agotar sus reservas de rendimiento en mayor medida que las personas no entrenadas, sino también por algunos practicantes del culturismo como afición, que han comprobado que al cabo de unos meses de entrenamiento muscular regular y orientado se sienten no sólo más fuertes, sino también más perseverantes, dado que los estímulos nerviosos favorables y las variaciones bioquímicas en su metabolismo liberan mayor cantidad de energía en la misma musculatura.

Este libro pretende orientar de manera profesional a todos aquellos que deseen experimentar los efectos benéficos de los cambios que opera en el cuerpo el culturismo sano. Es también una obra de consulta pensada para todas aquellas personas que estén interesadas en la práctica del entrenamiento muscular, como pueden ser preparadores de ejercicios en centros deportivos, profesores de educación física, asistentes en centros de recuperación, fisioterapeutas, médicos en general y especialistas en medicina deportiva.

Ilustramos a continuación una serie de ejercicios, con los aparatos y los métodos más adecuados para cada fin. Nuestro objetivo no es servir exclusivamente a los individuos de actividad más bien sedentaria que deseen compensar sus desequilibrios físicos; nos dirigimos también a todas aquellas personas que, tras haber sufrido alguna enfermedad, quieran recuperar su antigua capacidad cuanto antes. Ojalá que este libro logre ser útil y benéfico para todos los lectores.

Cómo utilizar este libro

Si usted pensaba encontrar un libro lleno de fotos de culturistas musculosos, con cientos de imágenes sorprendentes, hemos de asegurarle desde este momento que no es éste el libro que busca. Si está usted interesado en conocer lo que Miss Mundo o Míster Universo, es decir, culturistas profesionales de la competición, opinan acerca del entrenamiento muscular y quiere saber cómo se preparan para obtener un colosal contorno de brazos, unos muslos poderosos o una forma en V del tórax, si quiere usted saber lo que comen o dejan de comer para conseguirlo y para encarnar un modelo ideal, entonces lo mejor será que continúe su búsqueda por otros caminos, ya que el libro que tiene en sus manos no podrá serle de mucha ayuda al respecto.

Ahora bien, si lo que usted pretende es aprovechar su tiempo libre para hacer algo positivo en pro de sí mismo y está dispuesto a practicar un deporte que activa la totalidad de la musculatura del cuerpo —los músculos de los brazos, el pecho, los hombros, la espalda, las piernas y, ante todo, las regiones del tronco y las caderas—, entonces ha hecho usted una buena elección y debería proseguir con la lectura pausadamente.

Aún más, si busca usted un libro sobre entrenamiento muscular personal, que pueda servirle de ayuda para entrenarse de manera orientada y individualizada, dosificada, sistemática, efectiva y racional en el sentido sanitario de la expresión, para sentirse sano y bien, decídase sin dudarlo, ya que precisamente éste es el objetivo de la presente obra.

No sólo aprenderá qué es el culturismo y cómo surgió, sino que tendrá una visión general sobre cómo funciona el rendimiento físico, sobre la constitución y la salud de su cuerpo. A lo largo de los cinco capítulos de que se compone esta obra conocerá usted los beneficios que este atractivo deporte le puede ofrecer y, si lo desea realmente, pasará de ser un principiante a un experto y adquirirá una envidiable forma física.

Quisiéramos convencerle de que también usted puede entrenarse con la técnica del culturismo sano y de que ya desde el principio la disciplina le resultará muy sencilla.

Por lo demás, consideramos importante y provechoso el hecho de que adquiera confianza en que lo hará correctamente porque, aun cuando suene paradójico, el culturismo ¡ya no es culturismo! Lo determinante es, ante todo, la propia meta personal.

Usted podrá escoger entre tres objetivos diferentes. En los capítulos del tercero al quinto, y ordenados según el grado de dificultad, le daremos a conocer los diferentes programas de entrenamiento: uno para que pueda acostumbrarse a la nueva práctica, otro para que trabaje los puntos fuertes y, por último, una serie especial de ejercicios. Todos ellos le permitirán incorporarse a la práctica individualmente, según sus deseos y capacidades. Por esta razón, haremos hincapié tanto en la selección de ejercicios orientados, como en las instrucciones detalladas de entrenamiento.

Precisamente en estos apartados es donde radican a menudo los errores de muchas publicaciones de carácter técnico, pues no cubren en forma adecuada, o no tocan siquiera, materias importantísimas como son los aparatos, las pesas, la variación y la duración de los ejercicios, el desarrollo de los mismos, la frecuencia de entrenamiento, las pausas, la respiración, el registro de la actividad, etc. Sin embargo, las indicaciones y informaciones sobre los puntos arriba mencionados son, conjuntamente con unas buenas directrices de entrenamiento, las únicas garantías efectivas de progreso y de éxito que debe buscar tanto el profano deseoso de alcanzar conocimientos útiles como el deportista que ansíe profundizar en la materia. Completan nuestra oferta variados programas de trabajo, pensados para aquellos fanáticos del culturismo y el bienestar físico que quieran medir y fijar con exactitud sus progresos en cada área concreta, con ejercicios determinados, de modo que incluso puedan comparar sus logros con los de sus compañeros de entrenamiento.

No tenemos elección

Trepar, andar, saltar, colgarse, correr y subir, son formas de movimiento elementales del ser humano y el resultado final de un largo proceso evolutivo de la musculatura.

Todos los movimientos del cuerpo, incluso los más insignificantes, como el de los dedos o el parpadeo, nos resultarían imposibles si no contásemos en cada caso con el apoyo de la musculatura específica. Además, los músculos dan a nuestro cuerpo una forma erguida y agradable a la vista.

Una musculatura bien irrigada por la sangre da a su vez calor a las delicadas articulaciones y a otros órganos de importancia vital, como son el hígado, los riñones y el corazón, y además constituye una protección insustituible contra los golpes.

Nuestro sistema muscular trabaja satisfactoriamente a lo largo de toda nuestra vida como si fuera un servidor obediente y no parece que requiera ninguna clase de mantenimiento. A lo sumo, se hace notar de vez en cuando mediante los conocidos dolores y calambres musculares, única protesta de nuestros músculos «esclavos» cuando les exigimos demasiado esfuerzo tras largo tiempo de inactividad.

Algunas nociones de la historia de nuestros músculos

La historia de nuestros músculos se inició hace millones de años y tuvo un papel decisivo en la lucha del ser humano por la existencia. Gracias a su vigor, los humanos más fuertes, más rápidos y más hábiles pudieron enfrentarse a un entorno hostil y sobrevivir en momentos de extrema dificultad.

No se puede determinar con exactitud en qué punto del desarrollo evolutivo de la vida aparecen los primeros músculos o sus precedentes inmediatos, pero podemos decir con seguridad que sus orígenes se encuentran en el reino vegetal.

Allí donde se necesite un movimiento controlado, tiene que haber un receptor (órgano sensorial), un punto de conexión (entre la célula nerviosa y el cerebro) y un motor (músculo) que hagan posible dicho movimiento. Cuando la lucha por la supervivencia y los cambios de la naturaleza hicieron más duras las condiciones de vida, tanto más imprescindibles y complejos tuvieron que ser los órganos sensoriales, los puntos de conexión y el aparato locomotor. Análogamente, no podemos olvidar los sistemas digestivo y locomotor, que dependen en gran medida de la acción muscular. No olvidemos que los movimientos más complejos necesitan una cantidad superior de músculos y de puntos de conexión y que a partir de estas conexiones se desarrolló nuestro cerebro a través del tiempo.

Por lo tanto, debemos a nuestros músculos la formación del cerebro, el órgano central de dirección del que tan orgullosos estamos.

Hace ya más de cien mil años, nuestro lejano antepasado apenas podría haber sobrevivido de no haber poseído la rapidez suficiente para escapar del acoso de un animal salvaje hambriento, la presteza necesaria para ascender a un árbol o a una roca, o la fuerza para arrojar una piedra o alzar una pesada maza de madera.

Hace cinco mil años, trabajar campos áridos y cubiertos de piedras utilizando instrumentos de madera era un trabajo extenuante, al igual que resultaba agotador labrar la piedra con herramientas rudimentarias.

Hace entre mil y dos mil años, las posibilidades de supervivencia del hombre eran tanto mayores cuanto mejor entrenados estuvieran sus músculos y más habilidad poseyera en el manejo de la lanza, la espada y el escudo.

Todavía hasta hace pocas décadas, nuestros abuelos debían forjar el hierro a golpes de martillo, derribar los árboles con hachas, cargar sacos, segar con hoces los campos y las praderas y arrastrar carros. En suma, todo ello era posible gracias a músculos que se tensaban, ligamentos y tendones que sostenían, huesos que brindaban el apoyo necesario, órganos que producían y filtraban, sistemas que transportaban y conducían, células nerviosas que cumplían la función de conmutadores, órganos sensoriales que transmitían información y, no debemos olvidarlo, una voluntad recia que daba las órdenes oportunas.

En definitiva, se trata de un proceso de millones de años, de una constante y variadísima interacción, condicionada en primer lugar por la necesidad y las exigencias del medio exterior. Pero actualmente en cierta manera parece que podamos despreciar algunas de estas capacidades adquiridas con tanto esfuerzo, puesto que en pocos decenios la diosa tecnología ha transformado súbita y completamente el medio que antes nos influía de forma tan profunda y diversa. Nunca jamás en la historia del desarrollo humano las circunstancias vitales llegaron a cambiar tan repentinamente como en los últimos cien años.

Pero estos hallazgos técnicos en pro de la comodidad nos han conducido por caminos no siempre adecuados y han hecho que nos olvidemos cada vez más de una de las capacidades básicas del ser humano: el movimiento.

Un exceso de comodidad predispone a la enfermedad. El hecho de que buena parte del tiempo de ocio lo aprovechemos para reposar, hace que cualquier actividad extra que pidamos a nuestra musculatura se convierta en una demanda de gran esfuerzo. Este cómodo estilo de vida trae como consecuencia una progresiva atrofia del sistema muscular y una sobrecarga de los sistemas nervioso y circulatorio, lo que conlleva que el hombre se vea afectado cada vez más por enfermedades funcionales y nerviosas, las llamadas neurosis orgánicas, típicas de la civilización moderna.

Grandes masas de nuestra musculatura corporal se deterioran paulatinamente y nos encontramos un día con el pecho hundido, la espalda encorvada, los brazos delgados, el andar desmadejado y la columna vertebral y las articulaciones de los pies deformadas. La falta de movimiento origina sobrepeso, el sobrepeso conduce a los pies planos, los pies doloridos hacen que nos movamos menos y no realicemos la cantidad de ejercicio necesaria...

Los defectos posturales tienen su origen muchas veces en una falta de ejercicio, lo que se convierte en un círculo vicioso, pues a su vez nos hacen eludir el entrenamiento que nuestros músculos, tendones, ligamentos y huesos requieren.

Los ascensores de oficinas y viviendas, las escaleras mecánicas de los grandes almacenes, las cintas móviles en los aeropuertos, todos estos artilugios reemplazan con mayor o menor éxito la actividad de nuestros músculos y, para colmo, a menudo utilizaremos el coche, el autobús o el ciclomotor para recorrer trayectos irrisorios.

A todas luces, la actividad natural de todos los procesos vitales que tienen lugar en nuestro cuerpo se ve gravemente dificultada por los «amables» inventos de esta era tecnológica.

Las consecuencias lógicas de todo esto, para citar solamente las más extendidas entre las enfermedades de la civilización actual y los daños que ocasionan, son la presión sanguínea alta, la arteriosclerosis, el cáncer, el infarto de miocardio y los trastornos de carácter neurótico que provoca la sobrecarga nerviosa.

Más que nunca, debemos obligarnos a practicar deporte, a movernos activamente, a entrenarnos de manera regular y a realizar ejercicios si no queremos perder las preciadas capacidades funcionales que hemos heredado y que son producto de un larguísimo proceso de evolución humana.

Culturismo sano

Cuando una persona que regularmente practica deporte se cansa, su corazón late de manera más estable que el de una persona cansada que no se entrene nunca. Si a un corazón entrenado se le somete a esfuerzo mediante el deporte, se fatiga mucho menos. Para mantener sano este órgano vital, tenemos que ofrecerle un esfuerzo regular y sistemático: el resultado final será un corazón bien protegido frente al temido infarto de miocardio. Lo mismo sucede con los restantes músculos de nuestro cuerpo. Si no obligamos de vez en cuando a los músculos de brazos, piernas, hombros, espalda o zona abdominal a hacer ejercicio de acuerdo con su capacidad, en el transcurso de los años es inevitable que se debiliten y atrofien. Un entrenamiento muscular dosificado y bien planificado nos evitará este preocupante problema. Mediante una selección de los ejercicios deportivos adecuados podremos, sin embargo, reactivar progresivamente la función muscular específica de todas las regiones del cuerpo que lo necesiten.

Por todo ello, el culturismo sano puede, hoy en día, vanagloriarse de una creciente estima como deporte de tiempo libre, de ser variado, interesante y apropiado para mantener y, de hecho, iniciar una vida nueva y activa a través del fortalecimiento de nuestra musculatura. Pero será mejor que empecemos ya con el culturismo sano, la clave para estar en buena forma y gozar de bienestar, puesto que, a fin de cuentas, no tenemos otra elección...

¿Qué es el culturismo?

Pregúntese lo siguiente: ¿Se interesa usted por el culturismo? ¿Tiene ganas de conocer más de cerca este deporte y, quizás, de practicarlo usted mismo? No me estrañaría que contestara: ¡Pero qué se ha creído! ¿No son los culturistas esos locos narcisistas que se untan de aceite y que, cuando no están bajo las lámparas ultravioletas, se colocan frente a grandes espejos para maravillarse de la forma de sus musculitos? ¿No son aquellos que solamente saben realizar ridículos meneos para marcar el tipo y que andan por todas partes con los brazos doblados en jarras, teniendo como único tema de conversación el de las tasas de crecimiento muscular? ¡No, gracias!, no querría verme transformado en «eso».

Es, sin lugar a dudas, un juicio superficial y apresurado sobre el culturismo y una imagen negativa bastante común, aunque no menos errónea, pues sólo abarca un pequeño porcentaje de culturistas, sin duda real, pero insignificante dentro de la totalidad de los aficionados al culturismo. Nos oponemos a ese concepto, originado en la imagen comercial de la práctica, y queremos a partir de este momento contribuir a la desaparición de tales prejuicios.

Culturismo para modelar el cuerpo

Queremos que conozca un culturismo que tiene como meta procurar la salud y el bienestar, una forma de entrenamiento muscular para el mejoramiento físico que actúa sobre los tejidos y resulta accesible a todos los individuos, un deporte que ayuda al cuerpo a consumir la grasa superflua y a reemplazarla por una musculatura capaz de cumplir plenamente su función y que además permite a quien lo practica concentrar el entrenaminento en las partes del cuerpo que desee.

Por lo tanto, además de desearle que, mediante la lectura de este libro, encuentre la vía de ingreso al culturismo activo, quisiéramos que, gracias a un entrenamiento dirigido, a consejos profesionales y a los ejemplos claros, pueda independizarse y establecer juicios personales en todo lo tocante a este deporte, una actividad que en esta época de creciente conciencia del cuerpo ha convencido de sus bondades a numerosos deportistas aficionados, por la sencilla e incontrovertible razón que les brinda la experiencia diaria en su propio cuerpo.

Historia del Culturismo

El término culturismo (en inglés body-building y en alemán Körperkultur) define, según el diccionario de la Real Academia de la Lengua, la «práctica sistemática de ejercicios gimnásticos encaminada al desarrollo de los músculos».

Aparte de esta definición, el culturismo no es una nueva tendencia o moda dentro del estilo de vida moderno que, como tantas otras invenciones originadas en los EEUU, ha llegado hasta Europa. También resultaría erróneo confundirlo con el sistema de competición que idearon allá por el año 1946 dos hermanos especialmente hábiles en el campo comercial. Ellos fueron los organizadores de las primeras competiciones-espectáculo en que su país se enfrentaba con el vecino Canadá. No, las verdaderas raíces del culturismo se remontan mucho más lejos. El desarrollo de los músculos mediante ejercicios de fuerza —dado que es justamente esto lo que se debe entender bajo el término culturismo—, siempre en su acepción sana y tal como nosotros lo definimos, se inició en épocas remotas, tal como lo acreditan los hallazgos arqueológicos en China (3600 a.C.), en Egipto (3400 a.C.), en Grecia (2000 a.C.) o en Italia (200 a.C.). Por las fuentes antiguas que nos hablan sobre el tema sabemos que los seres humanos comenzaron muy tempranamente a ocuparse en forma intensiva del entrenamiento muscular. Podemos citar, por ejemplo, comentarios al respecto hechos por Pausanias, Antilo, Galeno o Séneca. Se decía que las mujeres practicaban con gran facilidad el manejo de las halteras o pesas. De época más reciente tenemos citas de Marcial y Juvenal, que nos informan de que incluso en edad avanzada la gente mantenía este tipo de actividad para la formación física.

Por desgracia, durante los tiempos de las grandes migraciones y en la oscura Edad Media se perdió gran parte del conocimiento acumulado acerca de la importancia médica del entrenamiento muscular sobre la totalidad del cuerpo.

El renacimiento del deporte atlético de fuerza en general y, en particular, del entrenamiento muscular objetivo tuvo lugar a finales del siglo pasado, cuando en 1891 fue fundada oficialmente en Alemania la Asociación de Atletismo, estableciéndose de esta manera el necesario marco organizativo que requería el fenómeno. Como pioneros de un entrenamiento muscular que por ese entonces ya era sistemático, surgió una serie de excelentes atletas amateurs y de profesionales famosos, como Arthur Saxon, Georg Hackenschmith o Eugen Sandow, que, por una parte, ofrecían al público entusiasmado sus «demostraciones de fuerza» a cambio de buen dinero, mientras que por otra dirigían sus propias escuelas.

Una variante de este tipo de entrenamiento se desarrolló a partir del llamado «sistema de culturismo Maxick-Saldo», diseñado por Max Sick, que lo presentó en su libro *Muskelbeherrschung oder Körperentwicklung durch Willenschaft* (Dominio muscular o desarrollo corporal por la fuerza de la voluntad), aparecido en el año 1914. Puesto que justamente este sistema de entrenamiento fue objetivo de masivas adhesiones entusiastas, resulta lógico suponer que debió de ser el germen del culturismo de pose clásico que luego se desarrollaría, un sistema cuyo objetivo no era tanto obtener un rendimiento en disciplinas deportivas particulares o ejercicios, como dar relieve, mediante posiciones corporales apropiadas, a ciertas propiedades específicas de los músculos, como la masa, la vascularidad, la definición, etc. Estaba destinado a conseguir posturas de exhibición, base de la competición directa de los concursantes ante el público. Max Sick puede ser considerado la persona que allanó el camino y a la vez el padre intelectual de esa especialidad, que más tarde fue bautizada, como ya hemos dicho, con el nombre de culturismo de pose.

Tomando en consideración la historia de las asociaciones deportivas, podría parecer que el entrenamiento muscular en sí mismo es una rama separada del tronco del atletismo pesado, ya conocido desde la Antigüedad clásica, y que tiene dos especialidades: el levantamiento de pesas —halterofilia— y la lucha. En realidad, todas las disciplinas reconocen su origen en una raíz común y aún hoy se hallan estrechamente relacionadas. Mientras que las asociaciones deportivas amateurs han seguido conservando las denominaciones originales de entrenamiento muscular o de fuerza, las organizaciones de orientación comercial han adoptado la palabra body-building, un préstamo del inglés, aunque en castellano se prefiere el término culturismo. Pese a estas variedades de nomenclatura, la forma de entrenamiento es exactamente la misma.

Algunos lo llaman «ejercicio muscular para todos», otros «bodystyling» o «bodyshaping». Independientemente del nombre, lo cierto es que, en el deporte de tiempo libre o en su variedad profesional, la disciplina a la cual se refieren goza de fama y simpatía crecientes, por su valor principal: sus efectos sobre la salud. Se trata, y esto también debemos remarcarlo, de una variedad deportiva cuyo efecto beneficioso para la salud durante mucho tiempo no ha sido tomado en serio y cuyas funciones preventivas, culturales y sociales están empezando hoy a ser reconocidas.

A la historia del entrenamiento muscular que hemos referido, debemos añadir el proceso de transformación que han sufrido los aparatos para su práctica. Los diseños han evolucionado con el tiempo, desde las pesas naturales (piedras), pasando por objetos cuya función primitiva era otra (armas, tubos de cañón) y aparatos fabricados manualmente (barriles de cerveza, pesas hechas con balas de hierro o con discos), hasta llegar a los aparatos de entrenamiento actuales, con sus brillantes cromados o su elegante laqueado. Dentro de la gama de última generación, tenemos las máquinas dirigidas electrónicamente por computadora, con las cuales no se entrena contra una resistencia externa (disco de la pesa, por ejemplo), sino contra una fuerza. Con tal progreso en el diseño de los sistemas de entrenamiento mecánico, es natural que haya habido un gran cambio en todo lo referente a los puntos de vista, los métodos y las experiencias sobre el tema, conceptos que se encuentran aún hoy en una fase de cambio.

¿Se puede aumentar la fuerza?

Que mediante un correcto entrenamiento muscular se puede incrementar la fuerza es una opinión generalizada. Seguramente también usted, lector, la compartirá. ¿Y por qué no? A fin de cuentas es precisamente lo que hemos estado leyendo durante décadas en tratados sobre la ciencia del deporte. Y ciencia es, según el filósofo francés Michel Foucault, una institución a cuyos enunciados se atribuye el mayor sentido y contenido de verdad posibles.

Pese a todo esto, quisiéramos pedir al lector que reflexione acerca de la verdad contenida en este concepto. Antes que nada, queremos hacer una consideración general: los juicios científicamente garantizados —como todos sabemos— son válidos mientras no sean desmentidos, es decir, mientras no se pruebe lo contrario y todas aquellas afirmaciones consideradas verdaderas vayan a parar directamente al «cubo de la basura» científico. A eso se suma el hecho de que los resultados de investigaciones científicas son tan buenos y dignos de crédito como lo sean los métodos y el instrumental de medición empleados. A falta de datos científicamente fundados, las hipótesis que hemos de presentar a continuación se apoyan en los resultados de una serie de mediciones objetivas, llevadas a cabo mediante un instrumental completamente nuevo, apto para el análisis de la fuerza y el rendimiento, que se utiliza al mismo tiempo como equipo de entrenamiento en el deporte profesional de alto nivel y en el amateur, así como en la rehabilitación de personas afectadas por problemas físicos.

Con este nuevo aparato se puede medir la fuerza según los postulados de la física, tan solo aplicando la fórmula general que la define como $F = m \cdot a$, donde F es fuerza, m es masa y a es acelerción. Con él se realizaron numerosas pruebas que abarcaban un amplio espectro de sujetos, incluyendo cientos de atletas exhaustivamente entrenados, deportistas de tiempo libre e incluso personas sin entrenamiento deportivo, y se controlaron y midieron electrónicamente los movimientos de sus articulaciones por separado. El aparato en cuestión, llamado Motronik, es un ingenio de reciente invención, y con su ayuda se pueden estudiar propiedades de la fisiología muscular. Gracias a él, futuras investigaciones podrán reconsiderar conceptos teóricos que gozaban hasta ahora de consideración general.

Para profundizar en el tema, atendamos a las explicaciones de J. Schnell, inventor y constructor del aparato entrenador Motronik, y especialista en ciencias naturales y en métodos de entrenamiento.

«La fuerza de flexión braquial de una persona tipo, de sexo masculino y con una altura entre 170 y 180 cm, hasta un ángulo de aproximadamente 90°, oscila entre los 160 y los 180 Nm (Newtons metro o Joules). Alcanzaron este valor casi el 80% de las personas sometidas a medición. Además, los sujetos entrenados por término medio no conseguían valores superiores a los no entrenados, y sorprendentemente los parientes (por ejemplo padre e hijos o hermanos), de-

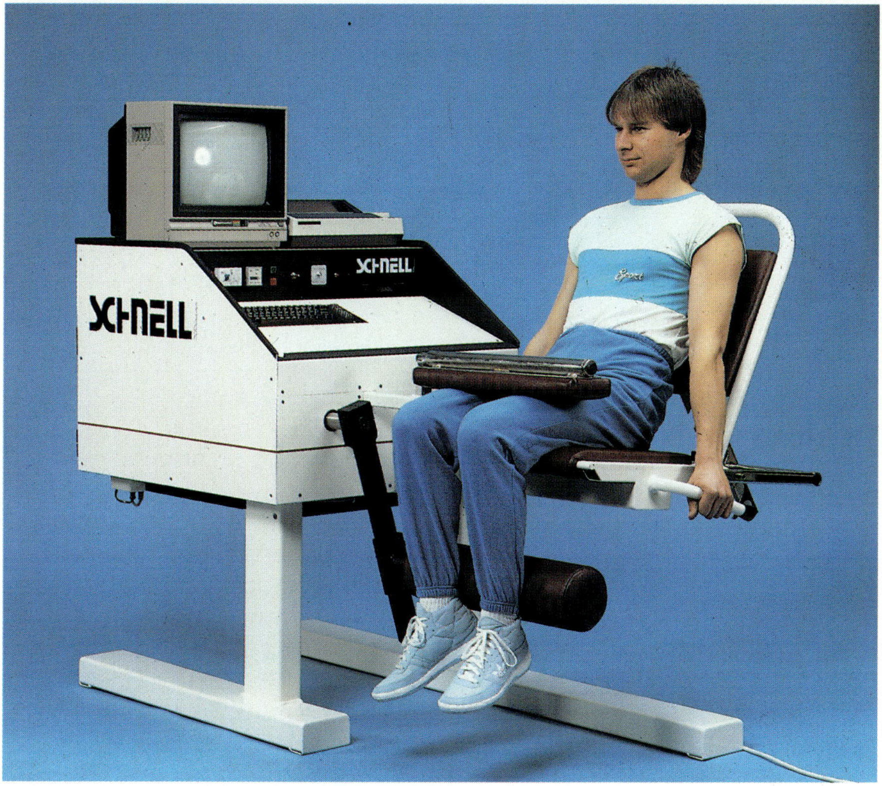

Aparato electrónico de entrenamiento Motronik

sarrollaron fuerzas casi iguales. Los resultados y datos de otra serie de investigaciones complementarias ratificaron la tesis de que la fuerza es congénita y no se puede incrementar con el ejercicio o, en todo caso, se puede incrementar sólo en parte.»

Pero entonces, ¿de qué hablamos cuando decimos «incremento de la fuerza»? A ello responde J. Schnell que «Los músculos gruesos son más fuertes que los delgados o al menos eso dicen los culturistas cuando quieren convencernos del sentido que atribuyen a su continuo masacrar los bíceps, a lo que añaden que pueden certificar que su fuerza aumenta a medida que crecen sus músculos.»

Pero no debemos dejarnos confundir por tales afirmaciones, ya que conducen a una interpretación falsa de la relación entre los conceptos de fuerza y rendimiento, relación que se aclara rápidamente al recurrir a las fórmulas que definen ambos términos:

$$\text{P (potencia)} = \frac{\text{W (trabajo)}}{\text{t (tiempo)}}$$

$$\text{W (trabajo)} = \text{F (fuerza)} \times \text{s (distancia)}$$

Mediciones objetivas apoyan la idea de que los músculos grandes —o sea, los músculos de personas de gran tamaño— son regularmente más potentes que los músculos pequeños —o sea, de personas más pequeñas. Pero los músculos gruesos en el sentido de hipertrofiados son más débiles que los medianos o delgados. Así, por ejemplo, los músculos de los saltadores de altura y de longitud, debido a que deben desarrollar gran fuerza en el momento del salto, son particularmente largos y delgados. Respecto a la fuerza, es lógico que los músculos delgados sean más fuertes que los gruesos, pues las fibras musculares extremadamente ejercitadas se empujan y desplazan unas a otras hacia el exterior, de tal modo que las fibras de las zonas externas de ese músculo grueso no se encuentran ya en la dirección de la fuerza de tracción, sino, por así decirlo, en dirección contraria, con lo cual el grado de potencia del músculo decrece hasta llegar a casos extremos en los cuales casi se alcanza el valor cero (ver esquema en página). En resumidas cuentas, sería muy razonable procurarse músculos que reunieran todas las propiedades definidas por la naturaleza para su funcionamiento correcto, es decir, músculos para:

1) ejercer fuerza con la mayor amplitud posible de movimiento.
2) ejercer fuerza con gran rapidez (potencia).

3) ejercer fuerza durante el mayor tiempo posible (lo cual, unido a la velocidad, resultará en una mayor capacidad de trabajo).

En el interior de los músculos tienen lugar transformaciones que afectan aisladamente a estas propiedades —hasta el punto que sea fisiológicamente posible—, pero siempre en relación directa con las variaciones cualitativas y cuantitativas de sus componentes, todo lo cual repercute por último sobre su forma. Naturalmente, en el caso de que todas las propiedades se trabajen de manera correcta, la forma del músculo será la óptima y sucederá a la inversa si las mencionadas propiedades no se trabajan correctamente. Un bíceps cuyo volumen extremo imposibilite la flexión completa del brazo y que a la mínima tensión restrinja el necesario aporte de sangre, a causa de su elevada presión in-

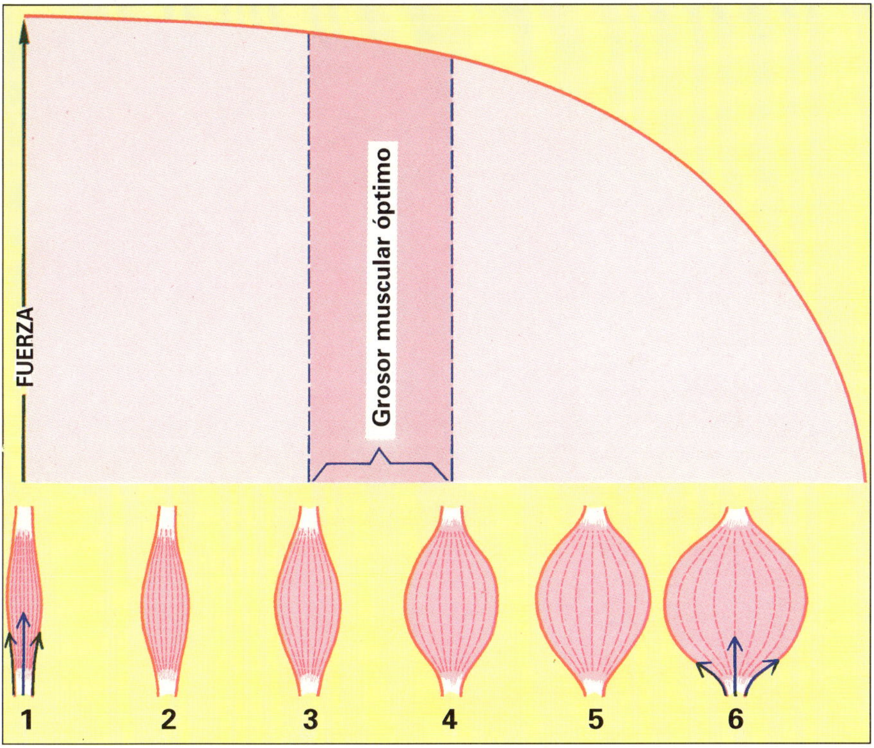

Hasta los músculos de grosor 3 y 4 prácticamente no hay disminución de fuerza y, en cambio, aumenta la resistencia local y otras propiedades positivas. A partir del grosor 4, mengua la fuerza y dichas propiedades.

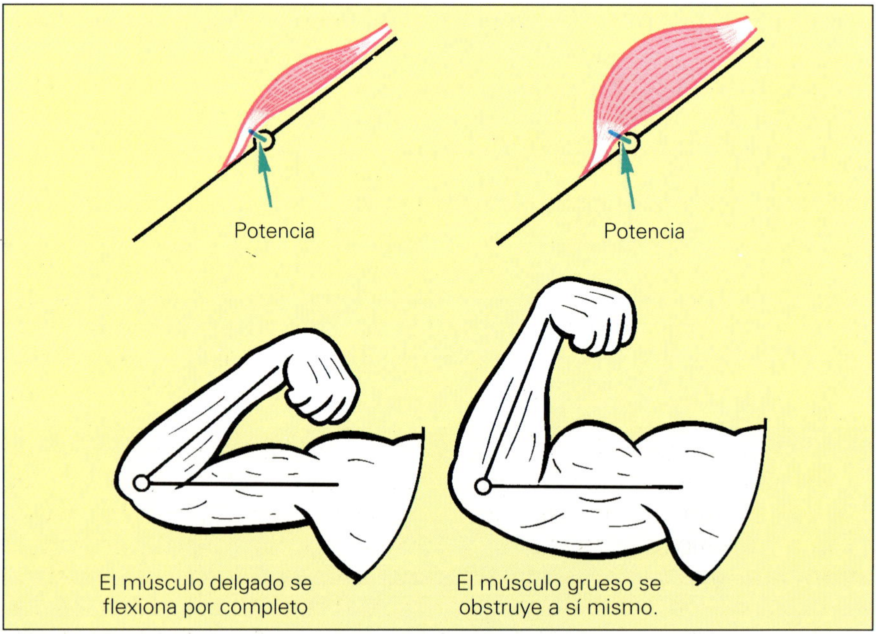

La potencia con el brazo extendido es mayor en el músculo grueso que en el delgado, de ahí que a igual fuerza de tracción, mayor fuerza de flexión

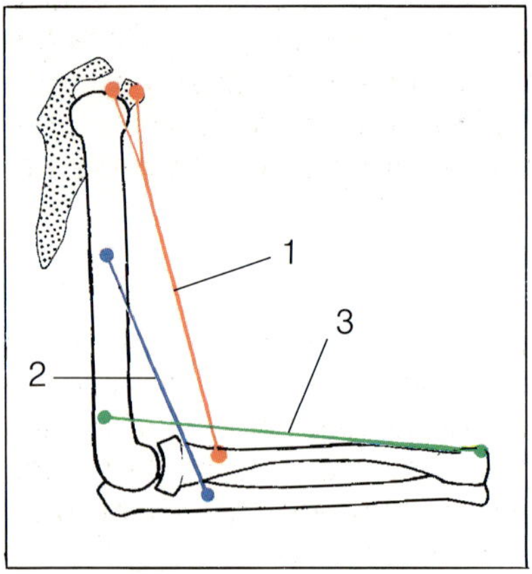

1 bíceps braquial; 2 flexor braquial; 3 braquiorradial

terna y, por ello, se fatigue rápidamente, no posee una forma óptima para el rendimiento.

Con la ayuda de las mediciones antes citadas se pudo comprobar asimismo que en el movimiento dinámico positivo la fuerza aprovechable se reduce al incrementarse la velocidad. En los músculos de grosor medio, sin embargo, la pérdida de fuerza fue mínima; aunque los músculos muy delgados trabajan peor que los extremadamente gruesos. Mediante el entrenamiento se puede incidir en esta fuerza dinámica (potencia, en términos físicos) y conseguir el resultado final: todo aquél que se entrene con una gran velocidad de movimientos no experimentará un aumento exagerado de su volumen muscular, mientras que, si se desean unos músculos hiperdesarrollados, hay que entrenarse con gran lentitud. Cuando el brazo se dobla o se flexiona, los músculos finos pueden aportar mayor fuerza aprovechable que los gruesos. Además, los primeros obtienen una flexión completa, cosa que no pueden hacer los segundos, pues se obstruyen a sí mismos. Así sucedió con un grupo de sujetos de musculatura muy desarrollada que fueron sometidos a prueba: la sencilla posición de flexión en ángulo recto de la articulación del codo les resultaba casi imposible (ver el esquema superior). Con el brazo flexionado al máximo, los músculos delgados son más vigorosos, aunque son más débiles cuando el miembro se extiende; en cambio, en la musculatura gruesa los papeles se invierten. Con el brazo extendido, la potencia es mayor en los músculos gruesos que en los delgados, con lo cual estos últimos obtienen una mayor fuerza flexora con la misma inversión de energía (ver el esquema en página 26). De todas maneras, los músculos de grosor medio muestran una curva de fuerza más amplia. De todo esto se deduce que el entrenamiento en toda la amplitud del movimiento impide la formación de una musculatura exagerada. Así pues, si se desea obtener una musculatura óptima en todos los aspectos, es necesario entrenarse de extremo a extremo, es decir, agotando la amplitud de movimiento.

Rendimiento del músculo

Mediante el entrenamiento se puede aumentar el rendimiento de un músculo. Se acostumbra a confundir el concepto de rendimiento con el de fuerza, pero no son iguales. Ateniéndonos exclusivamente a las cifras, podemos afirmar que, con un entrenamiento diario de flexiones de brazos en períodos de 40 segundos sin dejar que la musculatura en cuestión se recupere (la velocidad de movimiento se sitúa alrededor de las 40 flexiones por minuto), al cabo de dos semanas se observa un aumento nada menos que del 50% en el nivel de rendimiento.

Los músculos delgados presentan en este caso las mayores deficiencias, mientras que los gruesos obtienen el mayor rendimiento. El inconveniente es que estos últimos no rinden sobre todo el campo de trabajo (amplitud de movimiento). También en esta comparación resulta claramente preferible el músculo de formación media, lo cual se puede constatar tomando como ejemplo la constitución de los remeros y de los ciclistas. La capacidad de rendimiento de un músculo puede mejorarse trabajando en un aparato Motronik o su equivalente sólo con una serie de ejercicios por unidad de entrenamiento, mientras que un aumento del grosor muscular mediante una serie única sólo se conseguiría en el caso de músculos muy delgados. En conclusión, las personas que deseen mejorar su musculatura tendrán bastante con realizar una serie por cada ejercicio dentro de su entrenamiento específico. Ahora bien, no sabemos todavía hasta qué punto se puede llegar sin caer en el agotamiento.

Muchas series de ejercicios desarrollan los músculos. Una vez realizadas varias series, los músculos finos no entrenados se agotan con gran facilidad y su capacidad de rendimiento decae de forma apreciable con cada serie. Los músculos gruesos, por su parte, disponen de una capacidad de recuperación mucho mayor, pero también su capacidad de rendimiento disminuye tras varias repeticiones. En conjunto, pueden ejecutar más series variadas. El músculo medio se recupera con mayor rapidez y sus posibilidades de trabajo no decaen de forma tan acentuada, aunque tampoco puede realizar más series de ejercicios que los calculados para el tipo muscular grueso.

En conclusión, las personas que deseen obtener una musculatura gruesa deberán fatigarse mediante continuas repeticiones de las series de ejercicios, con lo cual agotarán regularmente sus reservas de glucógeno.

Ya ve usted, lector, que practicar el culturismo correctamente no es en realidad tan simple como muchos se empeñan en hacernos creer cuando afirman que basta con conseguir el peso ideal, ingerir suficientes bebidas con aportes proteínicos y entrenarse cuatro horas al día. Nutivo se podría definir como «la justa medida de todos los elementos». Por lo tanto, antes de iniciar el entrenamiento personal deberá tener perfectamente claro cual es la definición de sus objetivos en relación con el mismo y, a partir de ahí, podrá planificar el programa.

El culturismo extremo

En este caso, el objetivo es lograr una constitución corporal extrema, o sea, músculos más gruesos, una piel más fina y proporciones definidas. La formación de masas musculares tan grandes como sea posible se alcanza únicamente gracias a un entrenamiento excepcionalmente duro y prolongado durante años.

Además, la obtención de la definición perfecta que se requiere en las competiciones (proporción exacta de cada músculo bajo una piel especialmente delgada gracias a la práctica desaparición del tejido graso subcutáneo) exige dietas extremas, casi diríamos que de ayuno, durante semanas, que se hacen más severas en el período previo a los concursos.

Culturismo para mantenerse en forma

El objetivo de esta variedad de deporte es conseguir una constitución corporal óptima, o sea, el máximo de movilidad, una fuerza dinámica en

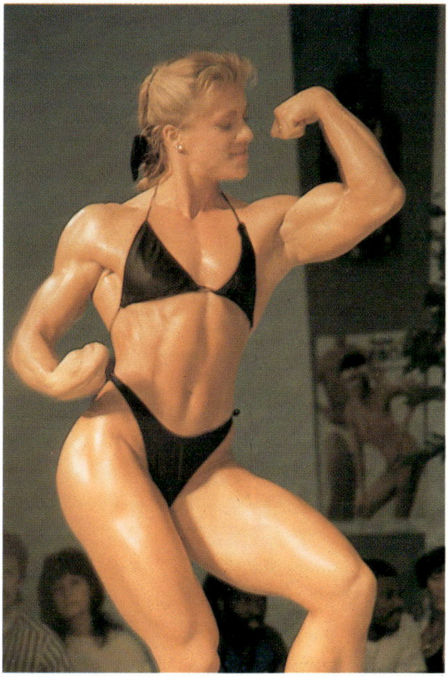

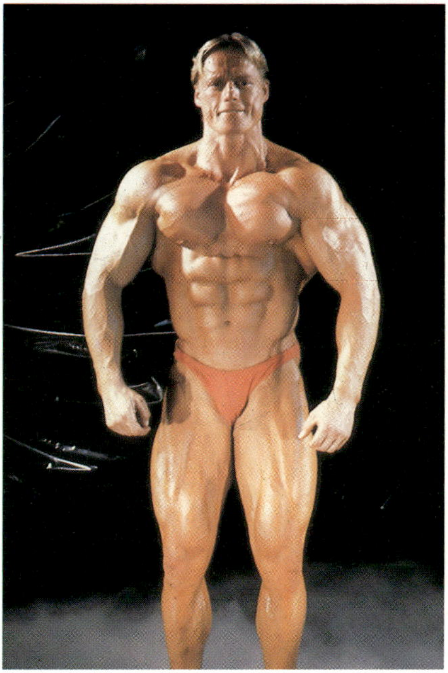

¿Culturismo extremo o...

todas las direcciones del movimiento y un mayor rendimiento. Este libro le asistirá mediante recomendaciones y consejos relacionados en particular con esta clase de culturismo, en el sentido de entrenamiento corporal óptimo con conciencia del significado que tiene para la salud. Esa es la razón que nos hace pensar que el culturismo sano es una disciplina del futuro. También ha de llegar con el tiempo el momento en el que los efectos positivos del entrenamiento se hagan presentes en su propio cuerpo.

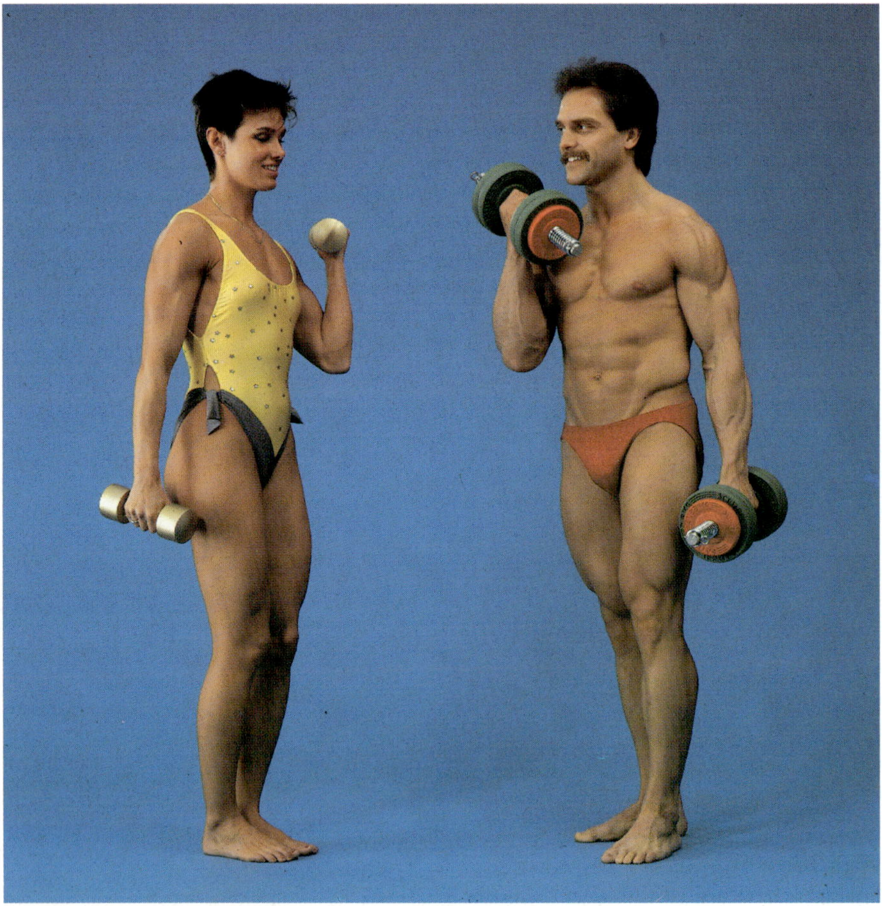

Culturismo para estar en forma?

¿Soy un culturista?

En el caso de que usted se haya decidido por esta opción, le podemos asegurar, con perfecto conocimiento de causa, que cualquier persona —repetimos, cualquier persona— puede practicar el culturismo sano. Hasta tal punto es verdad, que aunque haga tiempo que no realiza actividad física alguna, puede practicar sin temor los ejercicios, con la seguridad de que verá incrementada su sensación de bienestar corporal en un tiempo relativamente corto. Y, por supuesto, si se entrena de forma regular, sistemática y dosificada a lo largo de un período lo suficientemente prolongado, no habrá de esperar mucho para sentir la evolución y el claro progreso que experimentará su capacidad de rendimiento muscular.

Objetivos

En el culturismo sano, pensado para trabajar los aspectos propios de la salud, lo fundamental es el objetivo personal, que es diferente para cada deportista. En este campo la variedad puede llegar a ser casi infinita. La mayoría de los hombres buscará el desarrollo de la masa muscular, en tanto que un gran número de mujeres preferirá la disminución del tejido corporal, en particular de los tejidos conectivos, para conseguir mayor esbeltez. Claro está que también se puede dar la situación opuesta.

Según sus preferencias de entrenamiento y sus objectivos principales, puede escoger entre tres métodos diferentes. A continuación le exponemos las características básicas para que reflexione acerca de cuál de los tres métodos le conviene más:

Conservar la salud

En este caso, entendemos el culturismo como una base para una función muscular sana y una actividad que previene las llamadas enfermedades de la civilización.

Partamos del supuesto de que usted quiere acostumbrar sus músculos a un entrenamiento medido y regular pero es un absoluto desconocedor del culturismo sano. Con todo, desea seguir un entrenamiento muscular de tipo preventivo, para mantener sano su aparato locomotor pasivo y activo.

Es aconsejable que, de cada uno de los ejercicios aislados, realice únicamente las repeticiones necesarias con las pesas apropiadas, de modo que, al terminar cada serie y, sobre todo, al finalizar entrenamiento, no se sienta cansado, sino físicamente mejor. En las primeras semanas de entrenamiento, pues, tendrá que dedicarse más que nada a experimentar las sensaciones de su propio cuerpo, intentando percibir lo que ocurre en su interior.

Estar en forma

Esta concepción del culturismo busca un buen estado físico y una estética corporal, es decir, la mejora de la imagen gracias a un desarrollo muscular armónico.

En este caso, se dará a los músculos una forma óptima y armónica al mismo tiempo. Tal vez quiera perder algunos kilos de más, que los tejidos se tensen y que la musculatura tenga un perfil ideal. Lo conseguirá muy pronto si sigue las pautas siguientes:

–seleccione pesas entre livianas y medianas, es decir, pesas de entrenamiento de entre el 30% y el 50% de la capacidad máxima de rendimiento para cada ejercicio.

–practique bastantes series de cada ejercicio.

–de cada serie de ejercicios, realice cuantas repeticiones sean necesarias para agotar los músculos, es decir, hasta que no pueda más.

–mantenga durante los ejercicios un ritmo de movimiento relativamente elevado, o sea, trate de aumentar la velocidad de la pesa con cada ejercicio.

–no haga pausas de reposo muy largas entre cada serie de ejercicios.

Todo esto contribuye a elevar el riego sanguíneo muscular y favorece el drenaje de las células y la estimulación local del metabolismo de los lípidos. En consecuencia, las células adiposas establecidas en la musculatura se consumen con el transcurso del tiempo y el músculo adquiere una conformación más plástica, armónica y bella.

Mejorar el rendimiento

Es el culturismo cuyos objetivos son el rendimiento y el desafío personal.

El practicante del culturismo buscará en este caso que algunos músculos aislados aumenten de volumen y que ciertas partes del cuerpo rindan más. En el caso de que usted quiera modelar tales músculos, será importante que tenga en cuenta los consejos siguientes:

–seleccione cargas medianas, o sea, pesas de entrenamiento de entre el 40% y el 60% de la capacidad máxima de rendimiento para cada ejercicio.

–entrénese con una cantidad proporcionada de series por ejercicio.

–realice la cantidad de repeticiones de cada serie de ejercicios precisa para agotar los músculos, es decir, hasta el punto de no poder más.

–entre serie y serie de ejercicios, permítase pausas no muy largas para recobrar fuerzas.

Condiciones necesarias

Una ventaja esencial del culturismo es que posee métodos de entrenamiento detallados y ejercicios específicos pensados para cada uno de los posibles y variados fines que persigan sus practicantes.

Los numerosos ejercicios se subdividen en series, según se dediquen a una sola articulación o a varias articulaciones a la vez. Los ejercicios generales complejos se practican en diversas posiciones: de pie, sentado, boca arriba o boca abajo, y con diversidad de aparatos: pesas de puño (mancuernas), pesas cortas y largas, aparatos varios y máquina de fuerza.

Esta variedad posibilita que la práctica del culturismo sano no exija unas condiciones físicas extraordinarias ni un especial talento deportivo, con lo cual retomamos lo que dijimos con anterioridad: esta disciplina puede ser practicada por todo el mundo. Es importante intentar, en el marco de las posibilidades individuales, mejorar los objetivos y los rendimientos que se planteen.

Limitaciones de carácter personal

El culturismo sano se puede practicar desde la niñez hasta la vejez, puesto que ofrece un amplio abanico de posibilidades: preventivas, deportivas, es decir, para favorecer el rendimiento en otras disciplinas, y de rehabilitación o recuperación. Por consiguiente, lo único que se requiere para practicarlo con éxito es una adecuada selección de los aparatos, los ejercicios y el sistema de entrenamiento metódico. En caso de duda, es conveniente buscar el apoyo de directores de ejercicios o entrenadores especializados. Por lo demás, lea con atención lo que decimos al respecto en el segundo capítulo de este libro.

Para empezar

El culturismo sano puede enorgullecerse de gozar de un creciente aprecio entre los deportistas y de ser practicado por un número de personas que va aumentando día a día, personas para las cuales el culturismo ha llegado a ser sinónimo de actividad deportiva de tiempo libre. Por otra parte, en los círculos que podríamos calificar de profesionales, esta práctica deportiva ha pasado a formar parte de programas de formación de entrenadores deportivos. En el caso de que crea que el hecho de practicar el culturismo en su propia casa limita sus progresos, puede acudir a algún centro deportivo cercano a su domicilio o bien informarse en la federación deportiva correspondiente (la Federación Española de Halterofilia y Fisioculturismo). Un profesional podrá facilitarle la información y las orientaciones que necesite en su caso particular.

Material necesario

Otra de las ventajas fundamentales del culturismo por lo que se refiere a la buena forma muscular y al bienestar corporal es que los ejercicios aislados se pueden realizar con una carga adicional regulable según las necesidades y la capacidad de cada persona. La carga no constituye una obligación ineludible, tal y como mostraremos en el programa de adaptación, pero es altamente recomendable y no conlleva el más mínimo riesgo, dado que el entrenamiento es siempre dosificado, regulado en niveles y elaborado sistemáticamente, paso a paso. Como cargas de peso puede aprovechar, por ejemplo, objetos comunes que tenga en casa: botellas de plástico con asas, cuyo peso pueda incrementar semana a semana con sólo cargarlas con agua o arena, libros de diversos tamaños y pesos, trozos de madera cortados a medida, etc. La lista podría ser muy larga; depende de la inventiva personal... No olvide, sin embargo, que lo más cómodo es disponer de pesas de puño de hierro fundido o, mejor aún, pesas cortas con discos y trabas de cierre, para regular el peso más fácilmente. También es aconsejable procurarse una haltera larga y un banco de ejercicios para practicar en casa si desea cubrir todas las posibilidades del entrenamiento de culturismo. Otra ventaja que cabe mencionar con respecto a los apa-

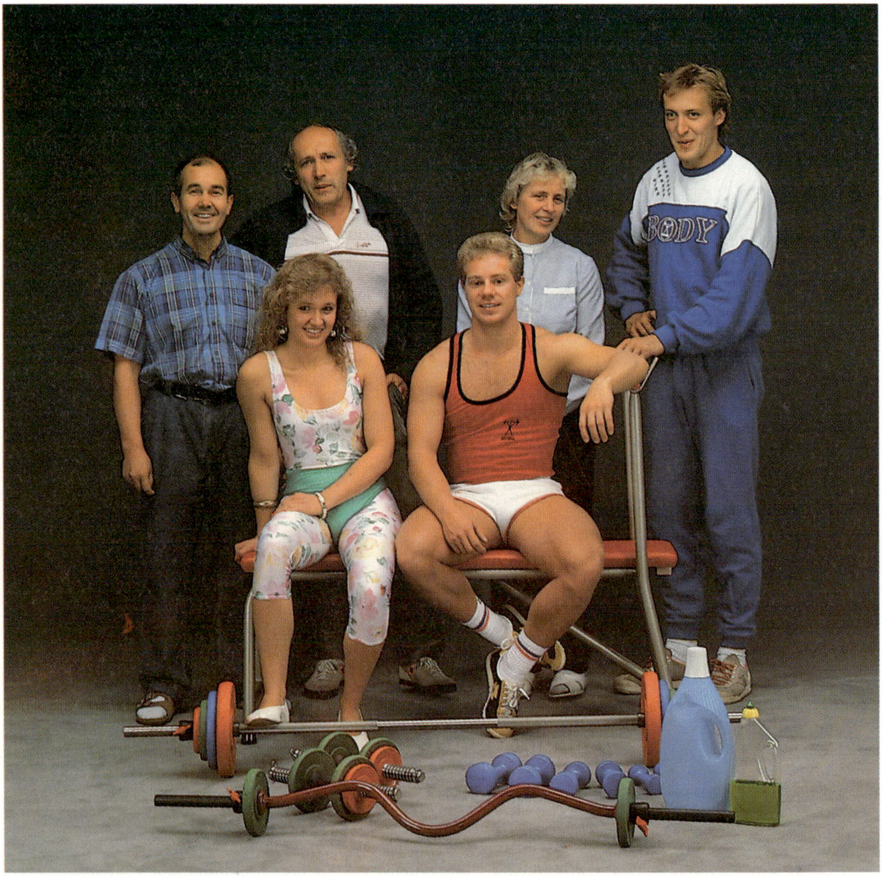

Equipo básico y simple para entrenar en casa toda la familia...

ratos pequeños es que su tamaño reducido permite guardarlos en cualquier sitio y el precio de adquisición es menor.

Con los aparatos que citamos a continuación, una familia entera podrá realizar casi la práctica totalidad de los programas de entrenamiento presentados en este libro trabajando exclusivamente en su propia casa:

–una haltera o barra de pesas de una longitud entre 150 y 200 cm

–un par de pesas de disco de cada medida: 15, 10 y 5 kg

–dos barras de pesas cortas con un total de cuatro discos de 2,5 y 1,25 kg que puedan ser instalados juntos en las barras

–un banco horizontal regulable, con soportes para las pesas, o un banco inclinado para ejercicios con pesas cortas

–para mujeres y niños es recomendable al principio trabajar con uno o dos pares de pesas de puño con un peso de entre 1 y 4 kg

Tiempo de dedicación

Existe, por supuesto, una interacción entre la frecuencia de entrenamiento y el nivel de rendimiento. Pero, ante todo, el tiempo que usted invierta en el entrenamiento dependerá de las metas personales que se haya fijado, es decir, conservar la salud, estar en forma o mejorar su rendimiento. Detalles más precisos con respecto a estos temas pueden verse en el cuarto capítulo, bajo el epígrafe titulado «Frecuencia de entrenamiento».

Entrenamiento correcto

Antes de empezar los distintos programas de entrenamiento, lea atentamente los diez puntos siguientes, que definen las líneas estructurales y dan los consejos necesarios para la planificación del entrenamiento.

1. Si usted ha pasado mucho tiempo sin hacer deporte, conviene que antes de iniciarse en el culturismo visite a su médico de cabecera o, aún mejor, a un médico especializado en medicina deportiva para que le dé luz verde para iniciar la práctica de este deporte nuevo para usted. Enséñele las directrices de entrenamiento que ofrecemos en este libro.

2. Cuide de que su alimentación sea correcta y no se entrene nunca inmediatamente antes o después de las comidas: lo mejor es que deje pasar un mínimo de dos horas entre comida y entrenamiento. Durante el ejercicio puede beber agua mineral con algo de zumo de frutas natural (limón o naranja), pero tan sólo a pequeños sorbos y sólo cada una o dos series.

3. Si el culturismo es un deporte nuevo para usted, ríjase por la divisa: «medido y dosificado». Deje que sus músculos se adapten al trabajo para evitar las agujetas.

4. No empiece el entrenamiento principal sin haber hecho un precalentamiento general de todo el cuerpo: unos 5 minutos de movimiento y gimnasia de estiramientos (stretching). Además, la primera serie de cada ejercicio debe iniciarse con una carga mínima.

5. Entrénese siempre controladamente y atendiendo a lo que ocurre en su cuerpo. Realice cada repetición con una óptima amplitud de movimiento.

6. No se distraiga durante la práctica de los ejercicios, viva conscientemente cada experiencia: de este modo se refuerza el efecto.

7. Sea sistemático con el entrenamiento, no deje transcurrir largos intervalos entre ejercicios; la «maquinaria» química de la musculatura puede funcionar a todo gas únicamente sin largas pausas intermedias. Trate de entrenarse siempre a la misma hora.

8. No realice siempre los mismos ejercicios, busque la variedad, y alterne los programas de entrenamiento.

9. Permita que le aconsejen los expertos, ya que un buen programa de entrenamiento debe ser acorde con su tipología individual y sus necesidades personales.

10. El éxito será mayor en la proporción que el culturismo sano sea un motivo de alegría para el deportista. Al entrenarse conviene dejar de lado las preocupaciones diarias.

En las páginas siguientes le presentamos una serie de programas de ejercicio muscular. Por una parte, ofrecemos una especie de anticipo para todas aquellas personas que no han tenido la menor experiencia relacionada con el culturismo sano, con el fin de que se hagan una idea de lo que es sentirse en forma. Por otra parte, tenemos la esperanza de interesar a los culturistas experimentados y ofrecerles unas propuestas innovadoras, variadas y en conjunto muy interesantes para el entrenamiento corporal total, dosificado y practicado con acierto.

Programas de adaptación

«La actividad deportiva en una disciplina aislada no basta para garantizar el progreso en la capacidad corporal; solamente el entrenamiento de todo el aparato locomotor asegura una educación corporal integral con la correspondiente destreza y habilidad y las reacciones rápidas y racionales, así como la seguridad en el desarrollo de los movimientos, lo único que evitará finalmente enfermedades y lesiones.»

Dr. A. Klümper

Gimnasia para la columna vertebral

1. Programa de entrenamiento

Nuestro primer programa especial se basa en las propuestas de ejercicios gimnásticos desarrolladas por el experimentado y reconocido profesor Armin Klümper, de Friburgo, doctor en medicina y especialista en la rama deportiva, a quien pertenece la cita anterior. Para seguir el programa no será necesario disponer de ningún aparato especial, pues los ejercicios pueden ser ejecutados prácticamente en cualquier lugar y a cualquier hora: en casa por la mañana temprano justo después de levantarse, en la pausa del mediodía en la oficina, por la noche antes de ir a dormir, durante las vacaciones o en el momento y el lugar que se prefiera.

Esto no significa que los beneficios de este programa vayan exclusivamente dirigidos a las personas que se inician en el deporte. También es un importante paso preparatorio antes de utilizar los músculos utilizando resistencias diversas (pesas, pesas largas y cortas, máquinas de entrenamiento, etc.). Su práctica se está volviendo obligatoria para todos los deportistas, aun aquellos que llevan años entrenándose, ya sea como simples interesados en el deporte como hobby, ya sea como profesionales de alto rendimiento. Para todos ellos este libro debería ser de lectura obligada, pues en él se encuentran, tal como asegura el Dr. Klümper, «ejercicios para todo el cuerpo, con el acento puesto en la musculatura, que además de evitar alteraciones funcionales, sirven para la preparación sistemática del aparato locomotor con vistas al entrenamiento personal».

Si se decide a practicar el programa siguiente a lo largo de varias semanas, de forma regular y metódica, el estado de su musculatura variará de manera apreciable. ¿No ha pasado acaso por su mente que, en este preciso momento en que está leyendo este libro, seguramente sentado sobre una silla en una posición inadecuada o de pie junto a una estantería, está usted utilizando tan sólo un 25% de su capacidad pulmonar total? ¿Puede acaso llegar a imaginarse de cuánta energía dispondría, cuán sano y apto para rendir habría de sentirse, en el hipotético caso de respirar correctamente durante sólo 10 o 15 minutos al día? Si en este momento se siente usted cansado y vencido, e incluso puede que esté bostezando, lo más probable es que el aire contenido en su habitación haya perdido calidad y los niveles de dióxido de carbono en su propia sangre se encuentren muy por encima de los valores recomendables. Su cuerpo necesita oxígeno, ¡y rápido!

Con los ejercicios de este programa percibirá como mejora especialmente la movilidad de las articulaciones espinales y de las caderas. Se sentirá joven en la medida que su columna vertebral se vuelva elástica y flexible y dicha sensación será nada más que una expresión de la realidad. Si con 25 o 30 años ya nota cierta rigidez en la columna y tensión en la musculatura adyacente, creerá ser mucho mayor de lo que indica su edad.

De todas formas, no deseamos atribuir a este primer programa una exclusividad en lo tocante a esta clase de efectos benéficos, dado que todo el resto de ejercicios que presentaremos de aquí en adelante comparten con él las características de incrementar las posibilidades de rendimiento muscular y articular y de devolver la movilidad a los sectores en cierto modo anquilosados.

Practique el programa siguiente de una forma regular y continuada, aun cuando algunos días no tenga tiempo de completar la serie propuesta. En tal caso convendrá que seleccione aquellos ejercicios cuyos efectos sean más saludables. Por supuesto que lo mejor es en-

trenarse siguiendo el programa completo. La regularidad en el entrenamiento deportivo debe volverse una rutina tan común y cotidiana como el comer y el dormir.
Siga nuestras recomendaciones:

- –Busque el tiempo necesario para completar con tranquilidad todos los ejercicios del programa, ya que de este modo conseguirá mayor efectividad y rendimiento con cada uno ellos.
- –No se ejercite a tirones ni se fuerce; haga los movimientos con la mayor amplitud posible y permanezca unos instantes en las posiciones finales.
- –Si se entrena con regularidad, cada día notará una mejora en condición física. Tras un corto tiempo de práctica continuada, le sorprenderá la forma en que ha alcanzado progresos casi inimaginables al principio.
- –Concentre siempre su atención en lo que está haciendo; la concentración durante los ejercicios reviste una especial importancia.
- –Descanse un poco después de cada ejercicio aislado para que los músculos se recuperen.
- –Mientras realiza el ejercicio, respire tan normalmente como le sea posible, aun cuando permanezca en una posición fija, sin movimiento.

Al cabo de algunas semanas de entrenamiento constante, podrá emprender el siguiente programa, esta vez usando aparatos. Una vez llegado a este punto ya dispondrá de un cierto nivel físico y muscular, fuente de grandes satisfacciones. En cualquier caso, este primer programa deberá formar parte de sus planes de entrenamiento posteriores, por ejemplo, como entrenamiento de precalentamiento. Siempre le sentará bien.

Movilización de la columna vertebral

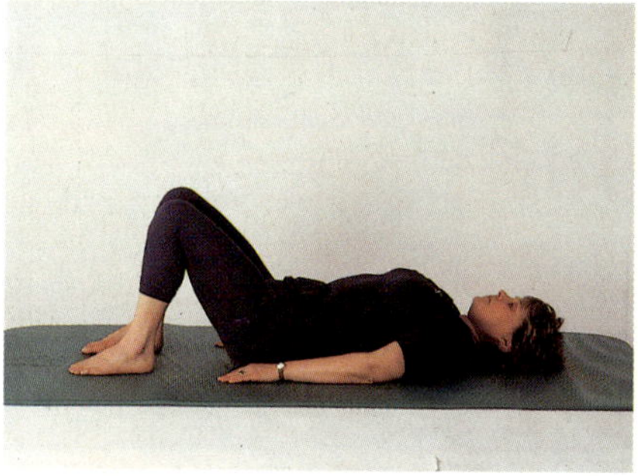

Ejercicio 1

Colóquese en decúbito supino, con las piernas flexionadas, los brazos pegados al cuerpo y la región lumbar presionada contra el suelo...

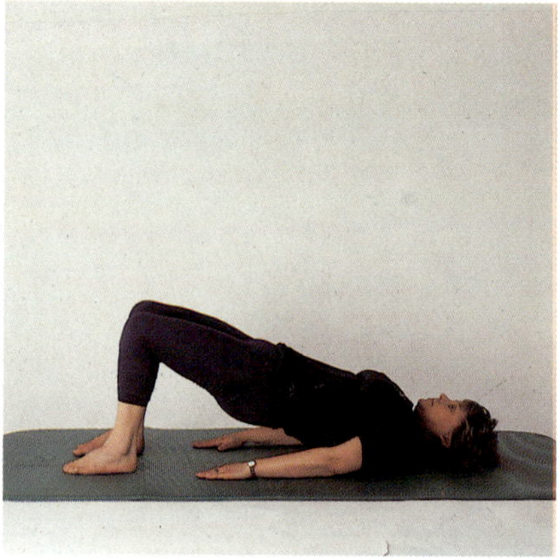

Extienda la columna vertebral, elevando para ello las caderas hasta el estiramiento completo...

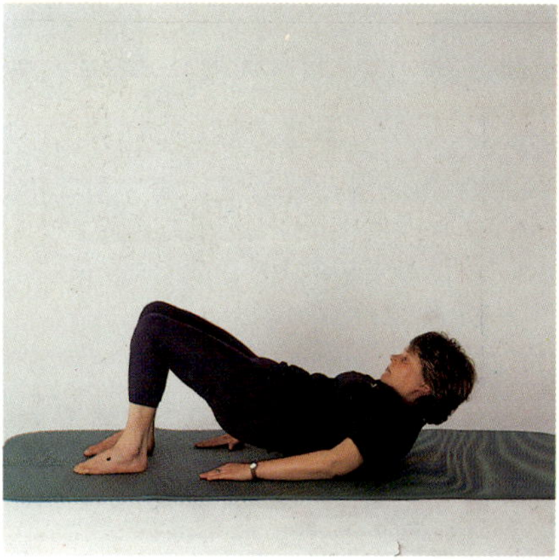

... y, por último, levante la cabeza y estire toda la columna, vértebra a vértebra.

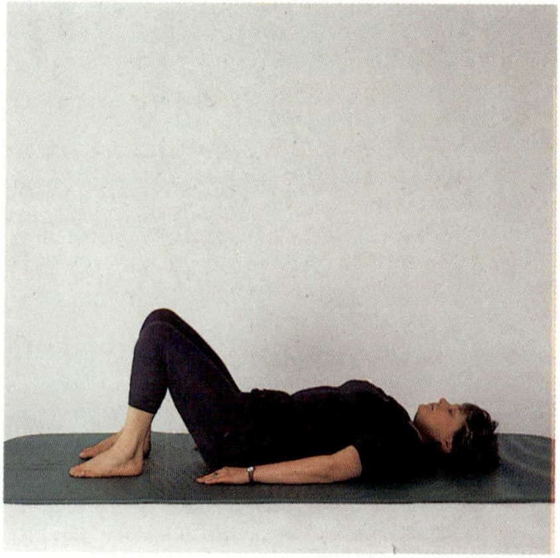

Ejercicio 2

En decúbito supino, con las piernas flexionadas y los brazos estirados a lo largo del cuerpo, flexione la pierna acercándola hacia el pecho y levante la cabeza.

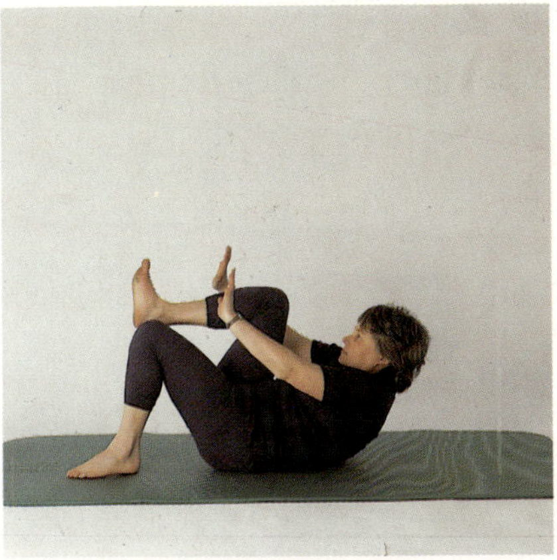

Al mismo tiempo, estire los brazos hacia adelante, haciendo fuerza. Este ejercicio se completará repitiéndolo con la otra pierna.

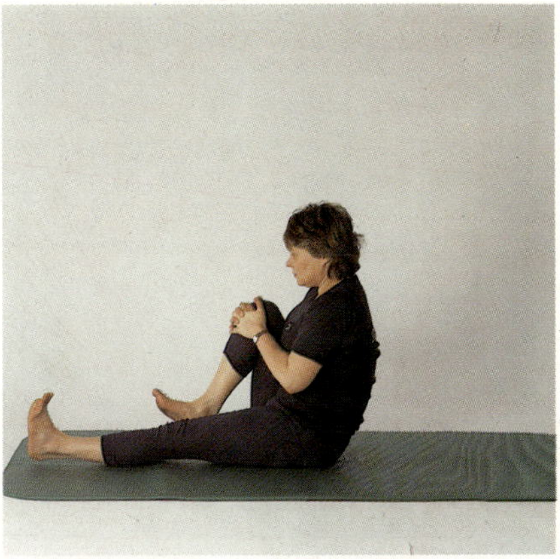

Ejercicio 3

Con las manos entrelazadas rodee la rodilla derecha flexionada y acérquela hacia el pecho...,

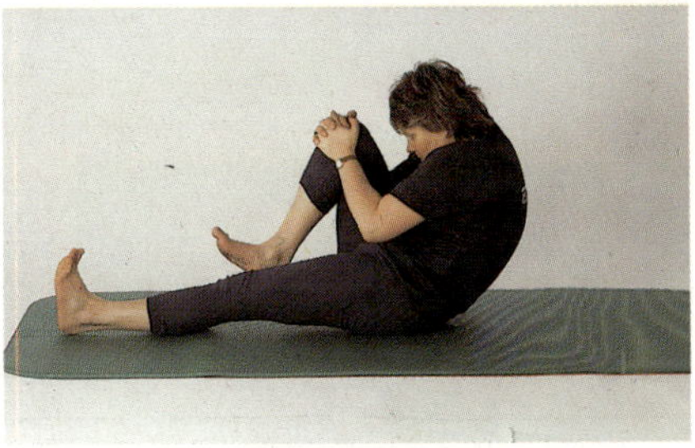

... luego articule las vértebras una a una...

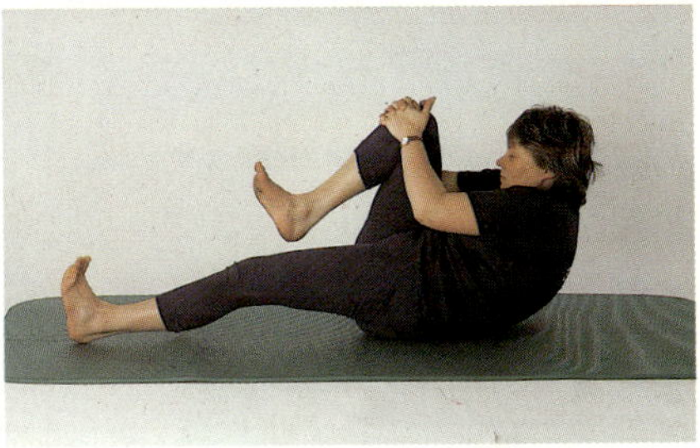

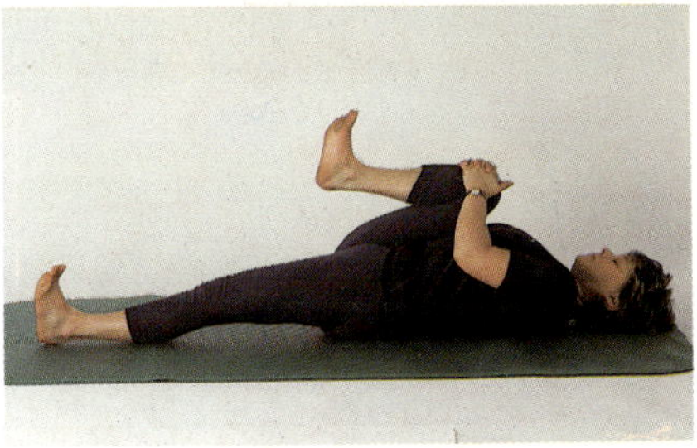

... hasta llegar a la posición de decúbito supino y vuelva a enderezarse. Este ejercicio también requiere la alternancia entre ambas piernas.

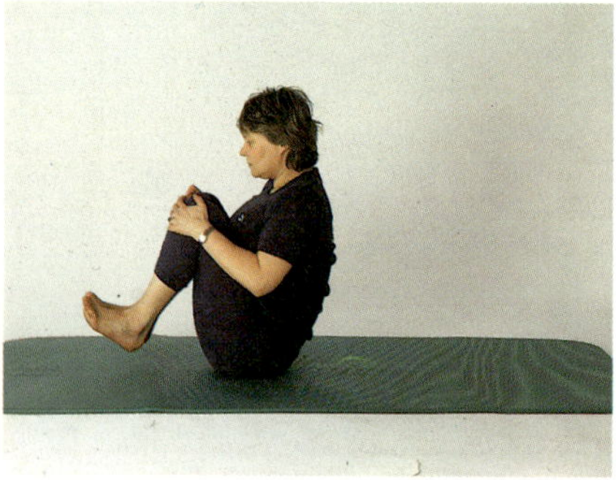

Ejercicio 4

Cójase las rodillas con las manos...

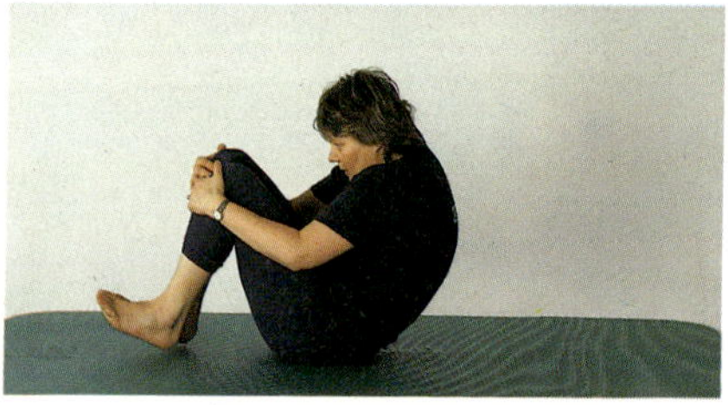

... y luego articule la columna, vértebra a vértebra...,

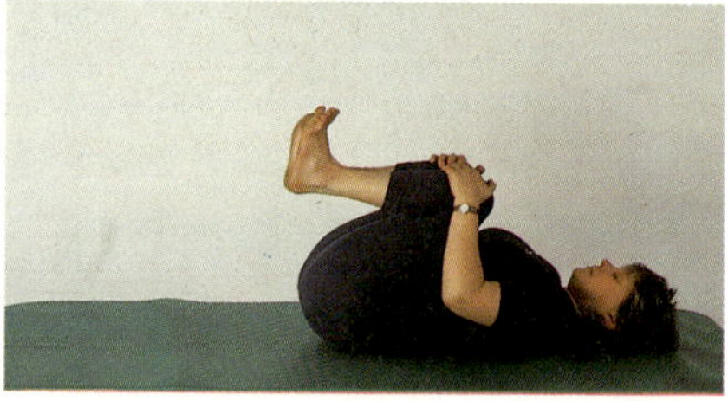

... hasta alcanzar la posición de decúbito supino. Vuelva a la postura erguida inicial.

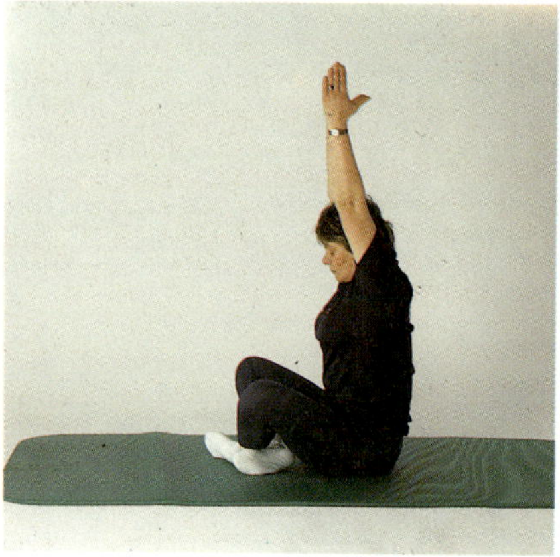

Ejercicio 5

Con las piernas cruzadas, los brazos extendidos hacia arriba y los pulgares señalando hacia atrás...,

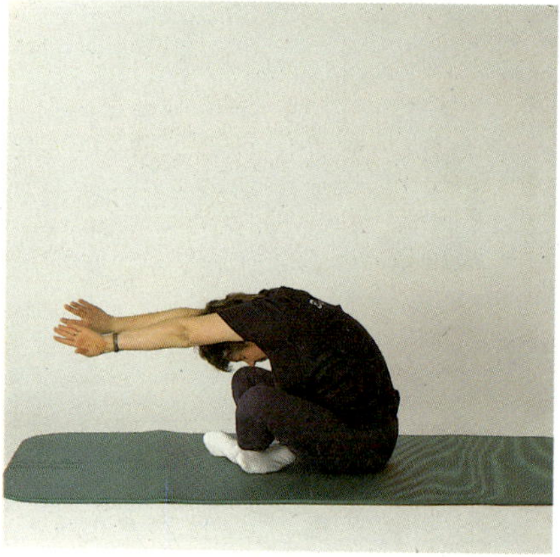

... gire los brazos hacia el interior a la vez que flexiona el tronco...

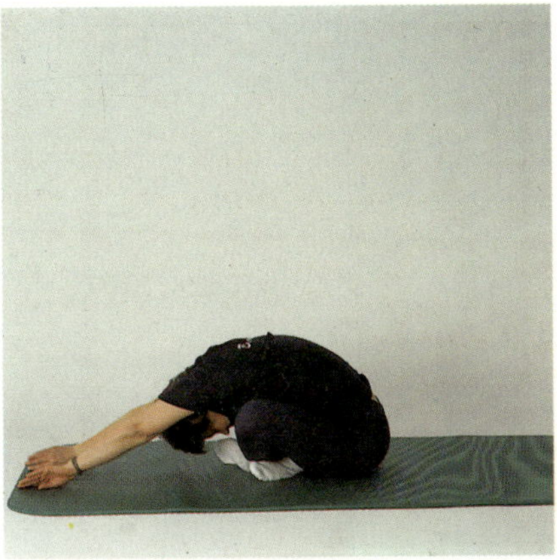

... intentando tocar el suelo con ambas manos. Llegue tan lejos como pueda...

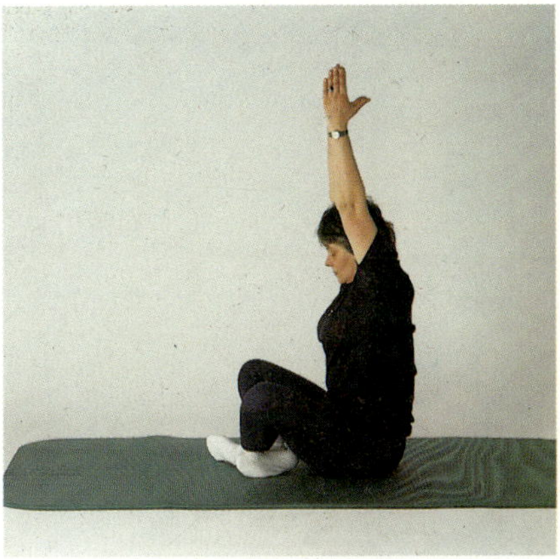

... y vuelva a la posición erguida del tronco, con los brazos en la postura inicial.

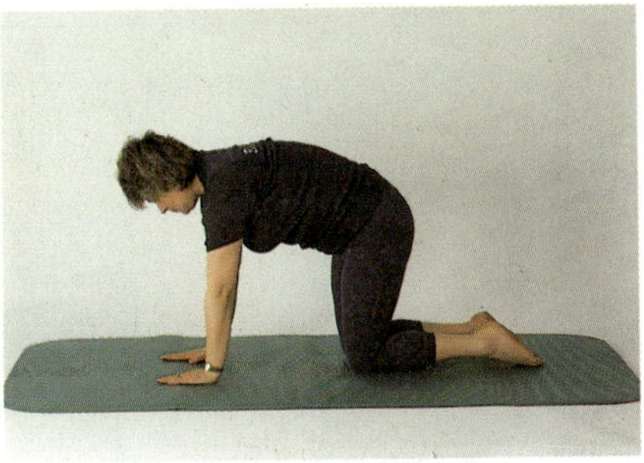

Ejercicio 6

Apóyese en las manos y las rodillas...,

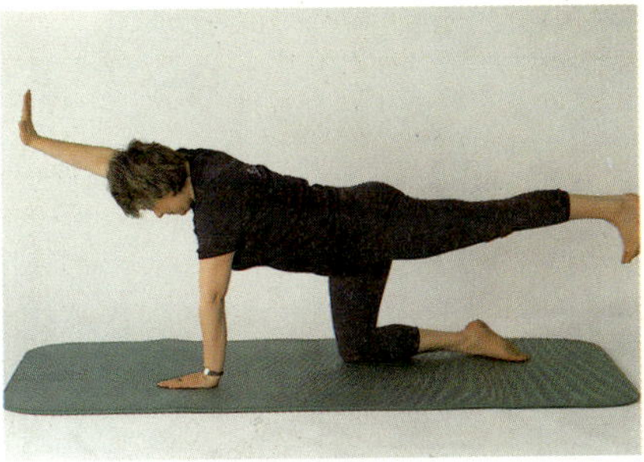

... extienda el brazo derecho hacia delante y la pierna izquierda hacia atrás...

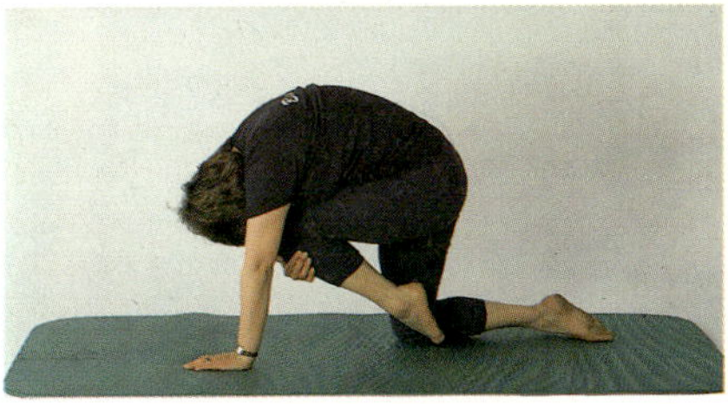

... flexione la rodilla, cójala con la mano, acérquela a la frente y regrese otra vez a la postura de extensión. Repítalo varias veces.

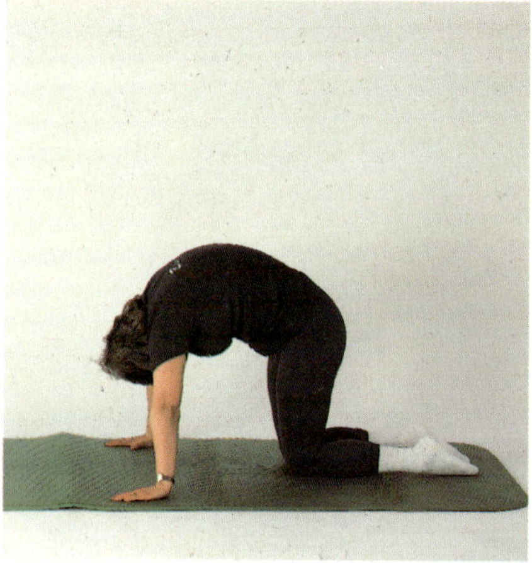

Ejercicio 7

Con las manos y las rodillas apoyadas, adopte la postura del gato arqueando la espalda...,

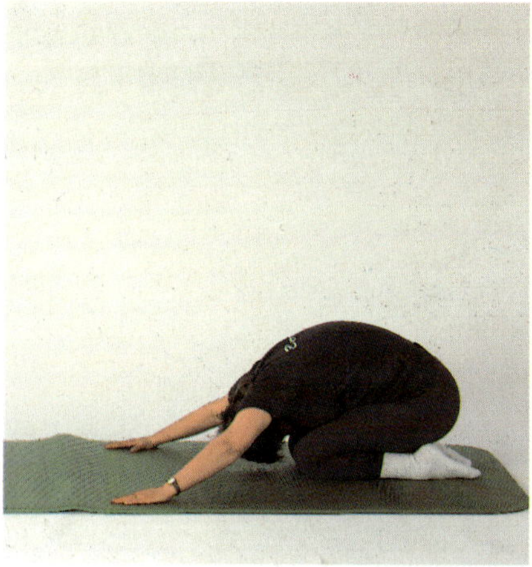

... desplace hacia atrás los glúteos hasta tocar los talones...,

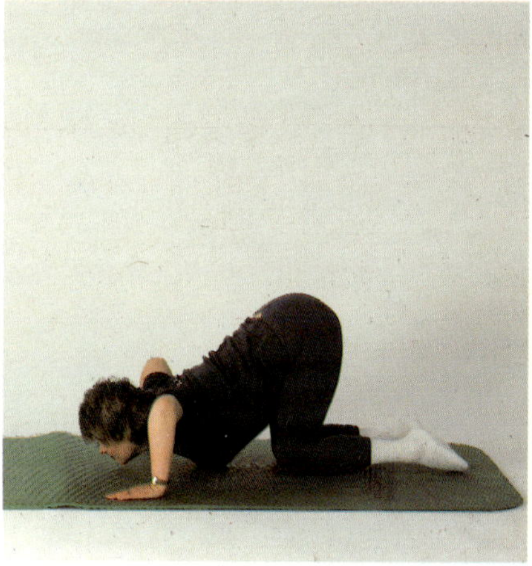

... eche la cabeza hacia atrás, alzando la mandíbula hacia adelante y rozando el suelo, de forma que los brazos permanezcan flexionados durante el movimiento...

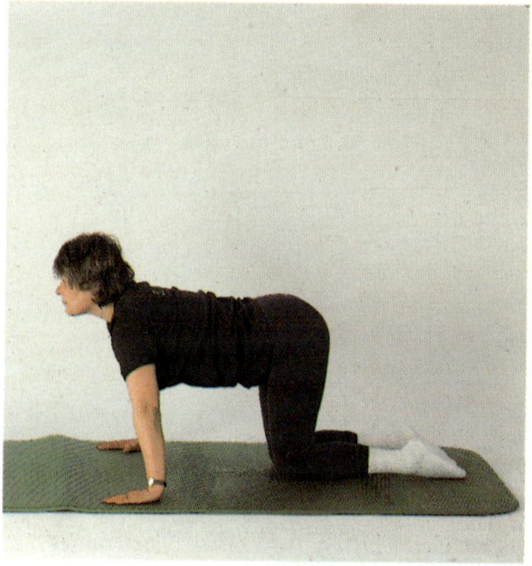

... hasta que vuelvan a estirarse en la fase final. Por último, regrese a la postura del gato, y repita todo el desarrollo de los movimientos.

Ejercicios de estiramiento para la musculatura ciático-crural

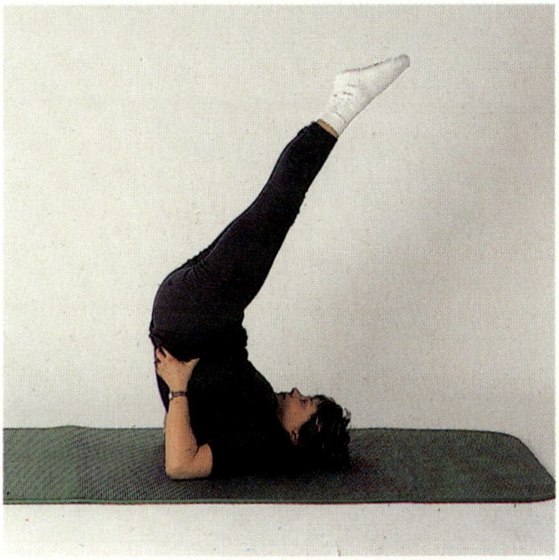

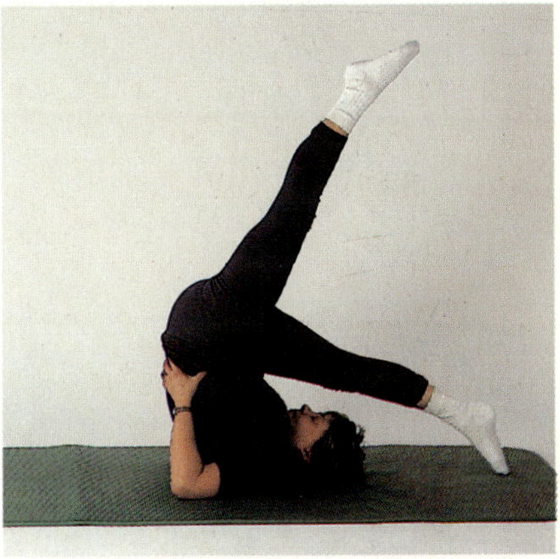

Ejercicio 1

Desde la posición de la vela, con las rodillas y las puntas de los pies extendidas...,

lleve hacia atrás las piernas, una detrás de otra, por encima de la cabeza, y hasta tocar el suelo.

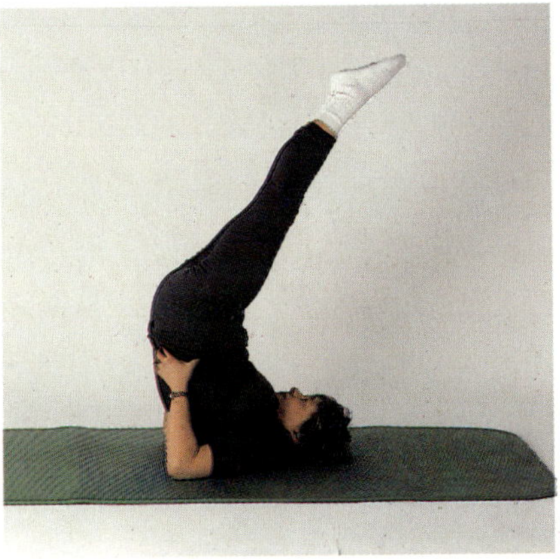

Después de 6 u 8 repeticiones,recupere la posición de decúbito supino, relájese un momento y vuelva a la posición de la vela. Repita el ejercicio desde el principio.

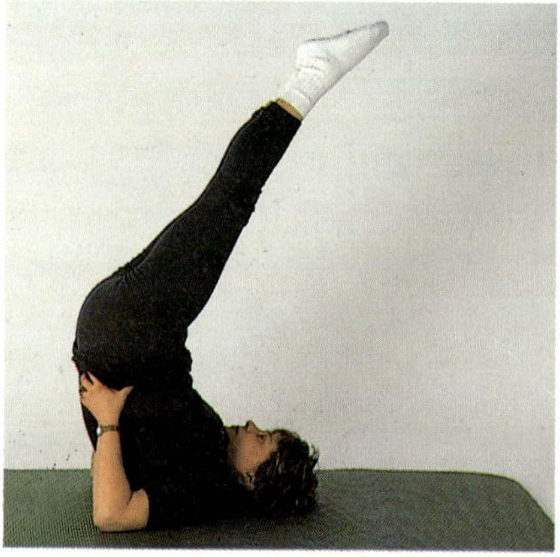

Ejercicio 2

Posición del arado: desde la postura de la vela, con las piernas extendidas...,

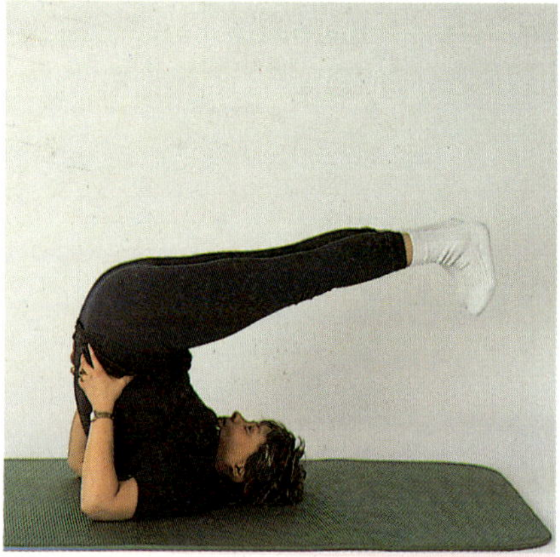

... flexione el cuerpo a la altura de las caderas, eche hacia atrás las piernas por encima de la cabeza y doble al mismo tiempo los talones...

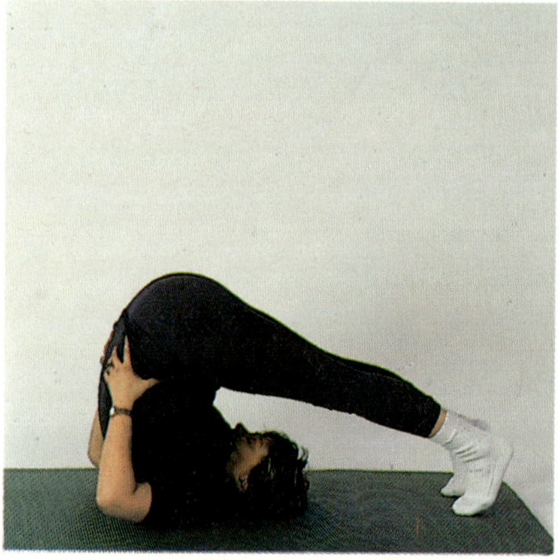

... hasta que las puntas de los dedos se apoyen sobre el suelo. Durante este ejercicio debe esforzarse por mantener las piernas completamente estiradas durante la fase de flexión.

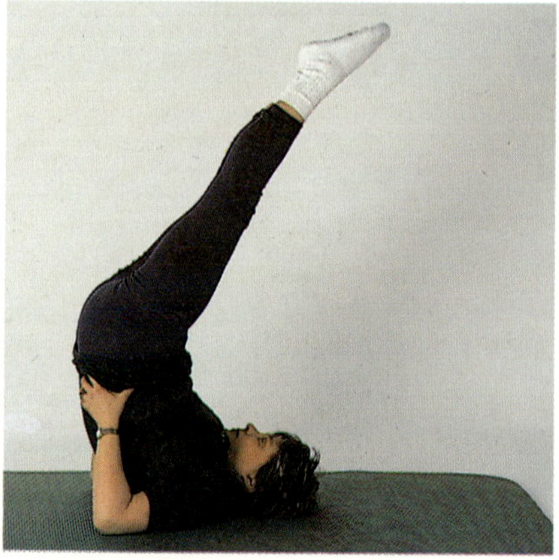

Luego vuelva a la posición de la vela, sin flexionar las rodillas y con las puntas de los pies estiradas. Repita varias veces todo el ejercicio.

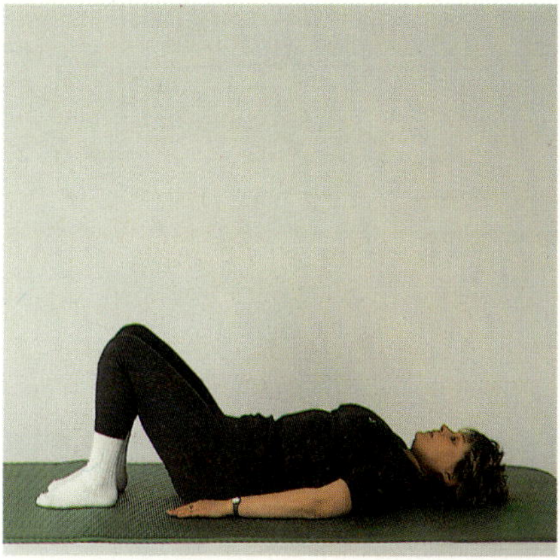

Ejercicio 3

Adopte la posición de decúbito supino, con los brazos extendidos junto al cuerpo. Flexione ambas piernas, de modo que los pies se apoyen en el suelo con toda la planta.

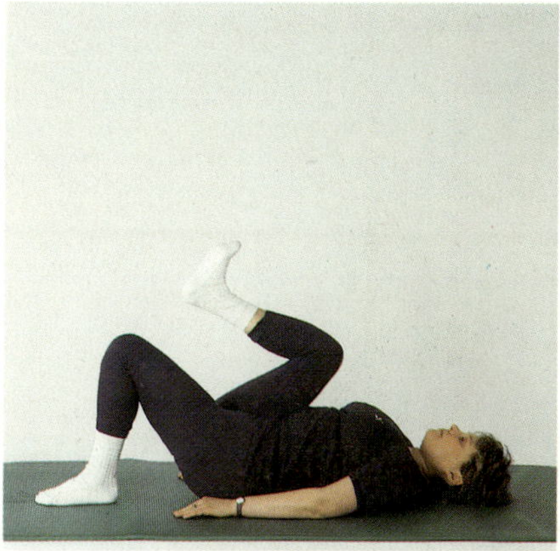

Flexione la pierna derecha todo lo que pueda por encima de las caderas, con el talón hacia adelante...

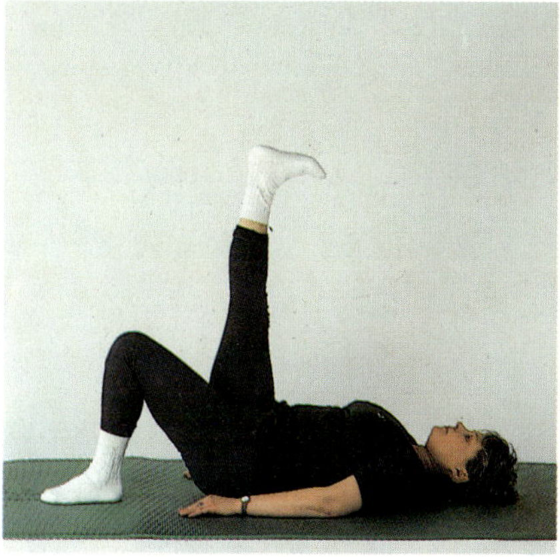

Por último, extienda la pierna hacia arriba. Durante estos movimientos aislados, los glúteos se deben mantener siempre en contacto con el suelo. Tras cinco o seis repeticiones, se cambia de pierna.

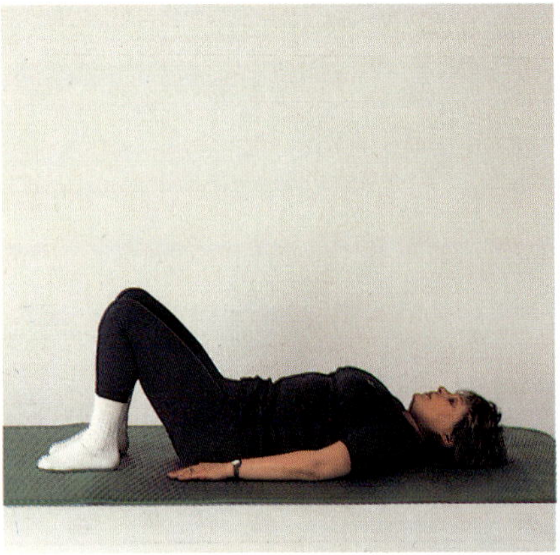

Ejercicio 4

Partiendo de la posición de decúbito supino, con los brazos estirados a los lados y las piernas flexionadas de tal manera que los pies se apoyen completamente contra el suelo...,

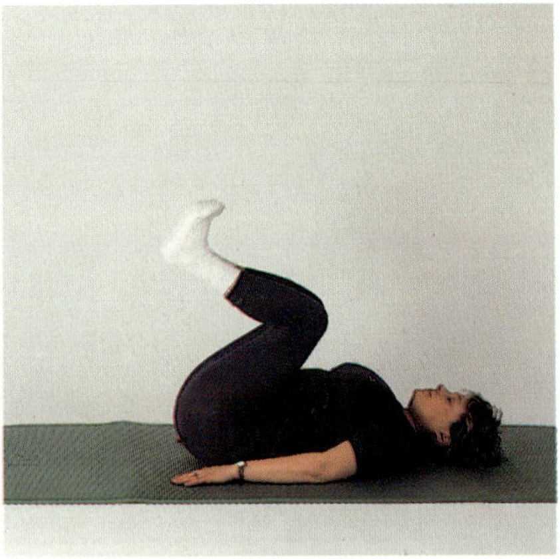

... se acercan al mismo tiempo ambas piernas hacia el pecho, con los talones hacia adelante y las puntas de los pies estiradas.

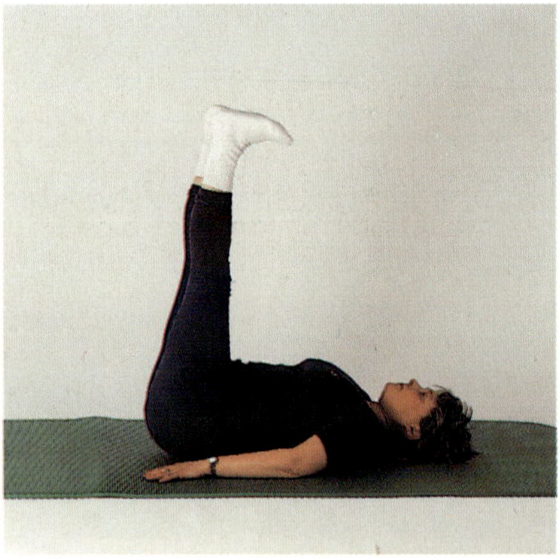

Levante por último las piernas juntas, con las plantas de los pies paralelas al suelo. Repita varias veces el ejercicio.

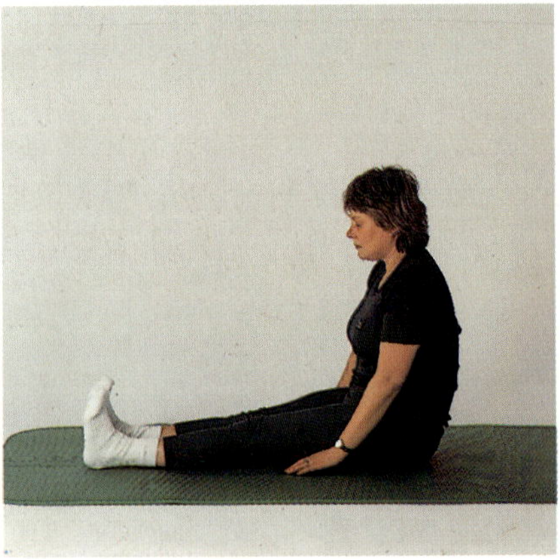

Ejercicio 5

Siéntese con las piernas extendidas y flexione los pies retrayendo las puntas de los dedos.

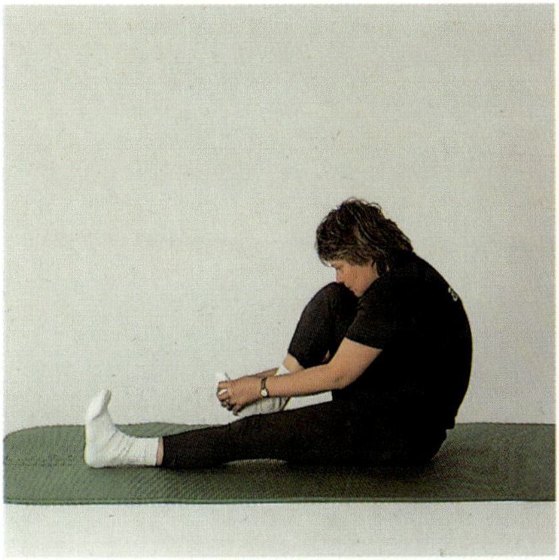

Flexione la pierna derecha cogiéndose el pie con ambas manos.

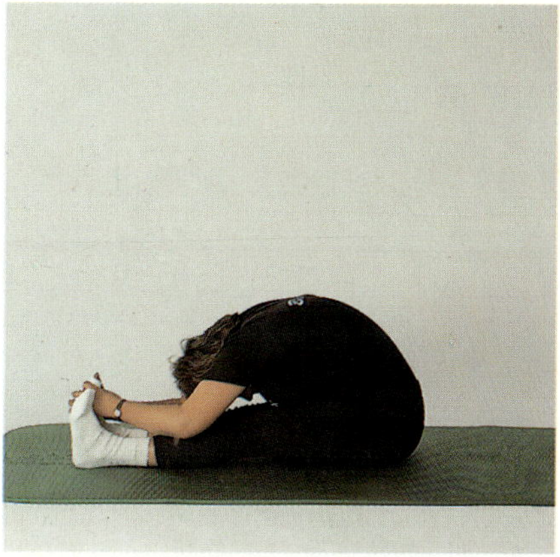

Vuelva a extender la pierna doblada y deje descansar el tronco sobre la misma. Después regrese a la posición de partida y haga el mismo ejercicio con la pierna izquierda.

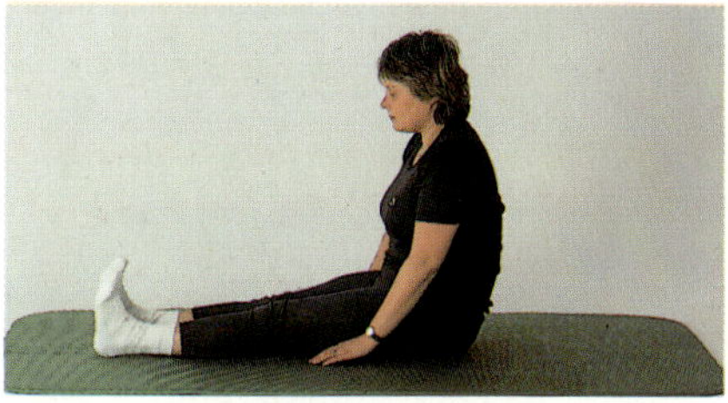

Ejercicio 6

Adopte la misma posición del ejercicio 5: las piernas completamente extendidas y las puntas de los pies retraídas...

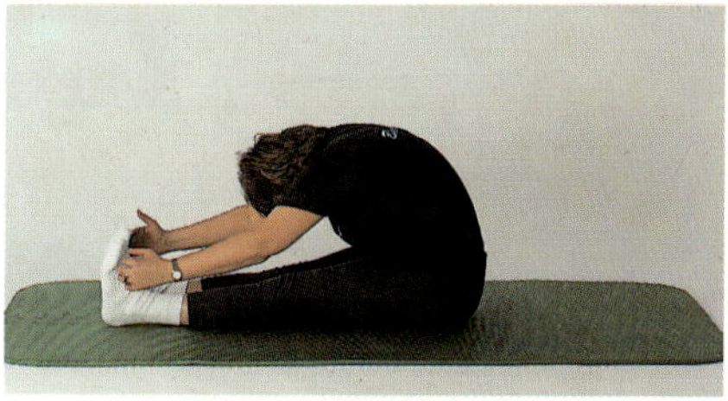

... pero flexionando el tronco hacia delante, tanto como le sea posible, con los talones hacia fuera y extendiendo las rodillas,

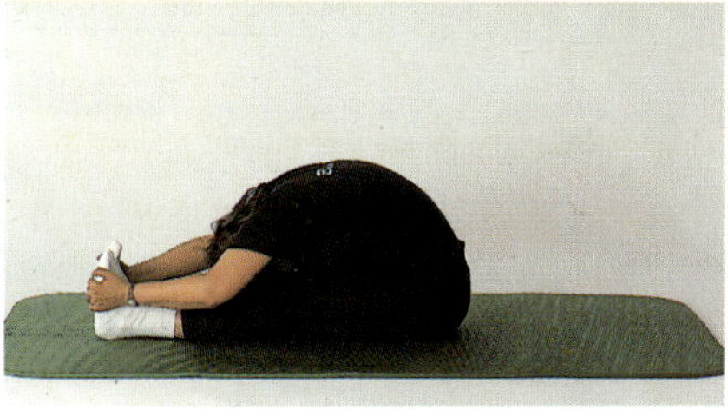

... hasta que el cuerpo quede totalmente estirado sobre las piernas extendidas. Ayúdese cogiendo las plantas de los pies con las manos.

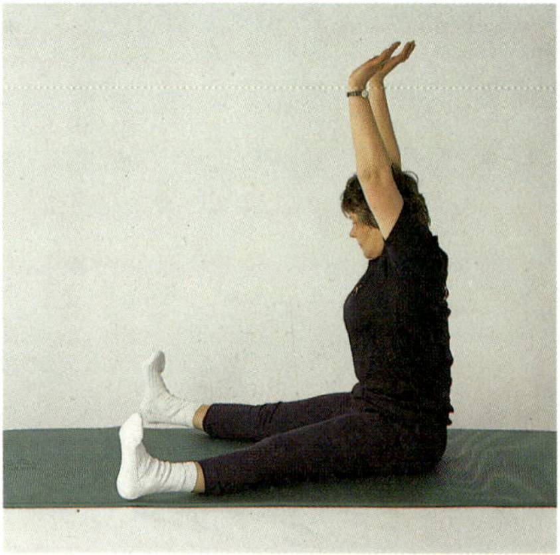

Ejercicio 7

Siéntese con las piernas separadas, las rodillas rectas, las puntas de los pies retraídas, el tronco erguido y los brazos en alto.

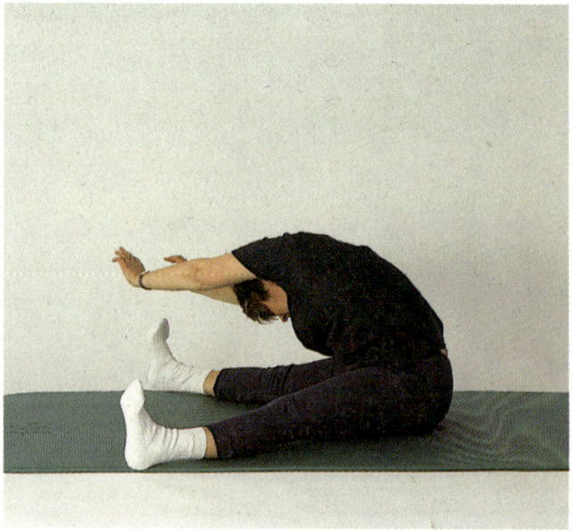

Estírese dirigiendo ambos brazos hacia la punta del pie derecho...

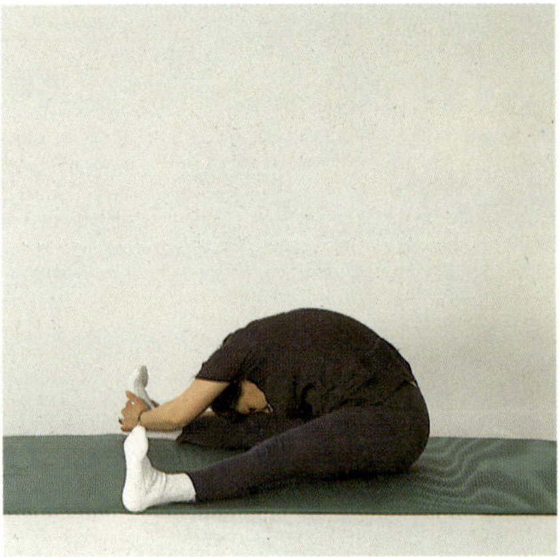

... e intente coger con ambas manos la planta de dicho pie. Repita el ejercicio estirándose hacia el pie izquierdo.

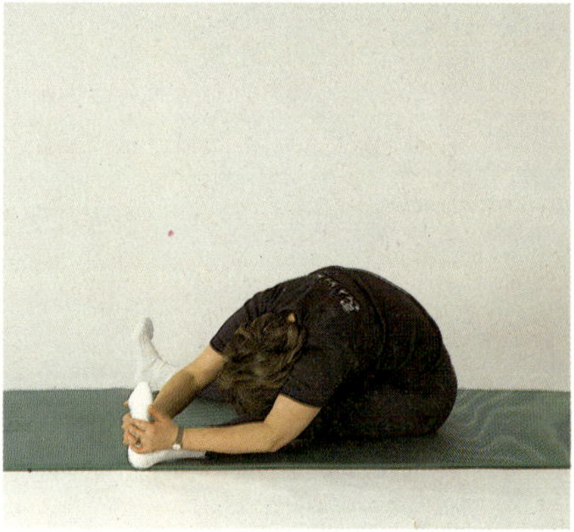

Al hacer este ejercicio, cuide de que la punta de los pies apunte hacia arriba. Vuelva a la posición de partida después de cada serie de movimientos y repítalos varias veces alternadamente.

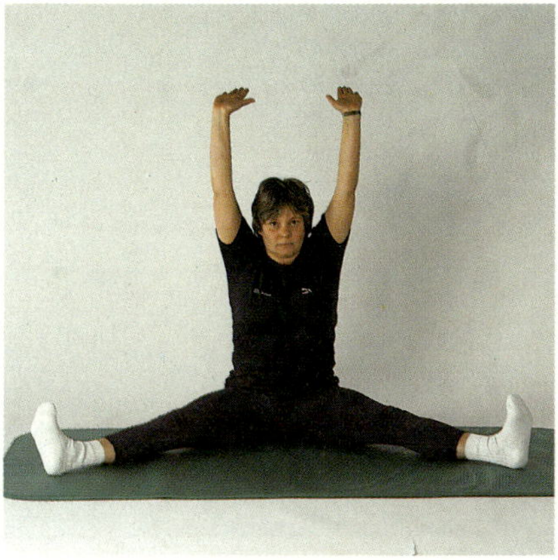

Ejercicio 8

Partiendo de la misma posición anterior, con las piernas extendidas y las puntas de los pies retraídas, el tronco recto y los brazos hacia arriba...

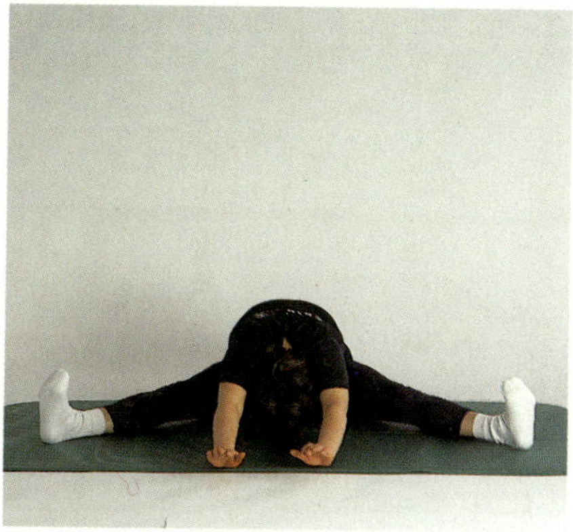

... incline el tronco hacia delante, entre las dos piernas, tratando de tocar el suelo en la medida de lo posible. El ejercicio ha de repetirse varias veces, tranquila y distendidamente.

Fortalecimiento de los extensores dorsales

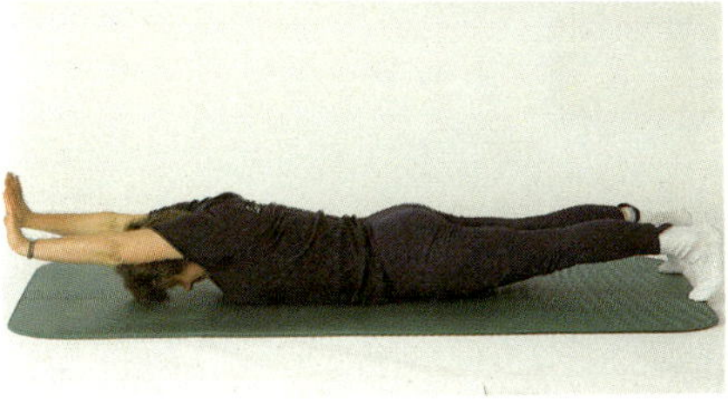

Ejercicio 1

Desde la posición de decúbito prono, apoyando las puntas de los pies contra el suelo, los talones separados y las rodillas ejerciendo presión, separe los brazos del suelo, estirándolos juntos, y flexione las articulaciones de las muñecas de modo que las palmas de las manos miren hacia delante.

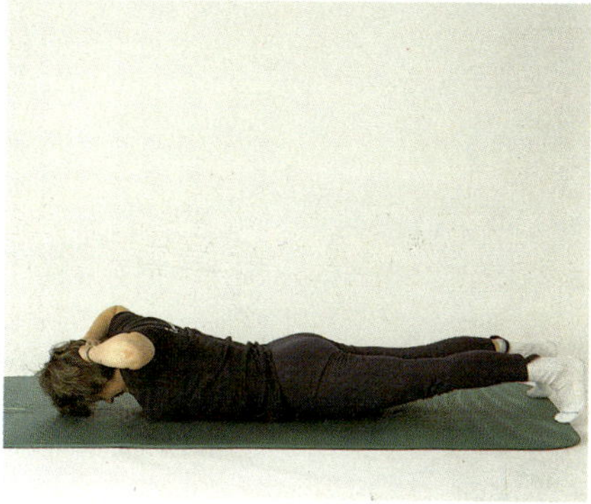

Finalmente junte las manos por detrás de la cabeza y a continuación extienda piernas y pies. Tras volver a la posición de partida, descanse un momento y repita todo el proceso varias veces.

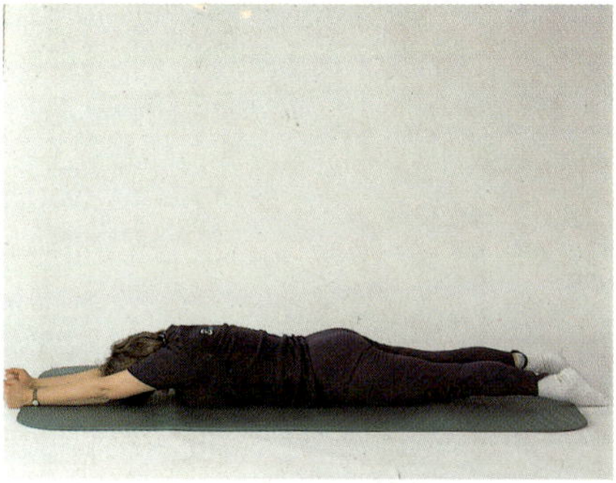

Ejercicio 2

Adopte la posición de decúbito prono, con los brazos y las puntas de los pies extendidas, los puños cerrados y el cuerpo estirado al máximo. Coloque la cabeza entre las manos, pero sin apoyar la frente contra el suelo. Suba y baje los brazos alternadamente...

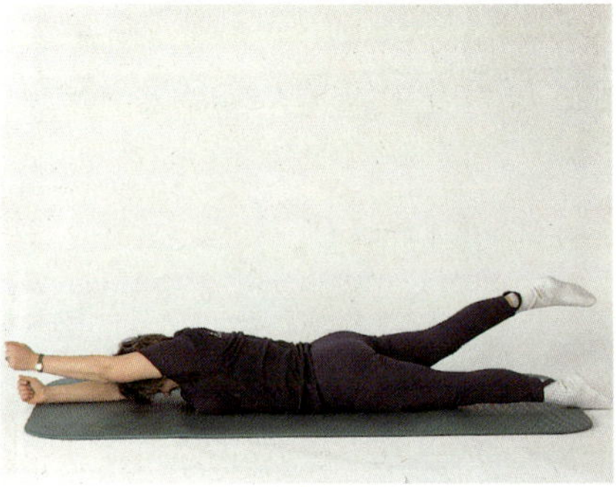

... y golpee el suelo con las piernas tamborileando en diagonal, es decir, mano derecha con pie izquierdo y viceversa. Durante todo el ejercicio, la cabeza no debe tocar el suelo. Repita los movimientos de 8 a 10 veces ininterrumpidamente, descanse unos instantes y vuelva a empezar.

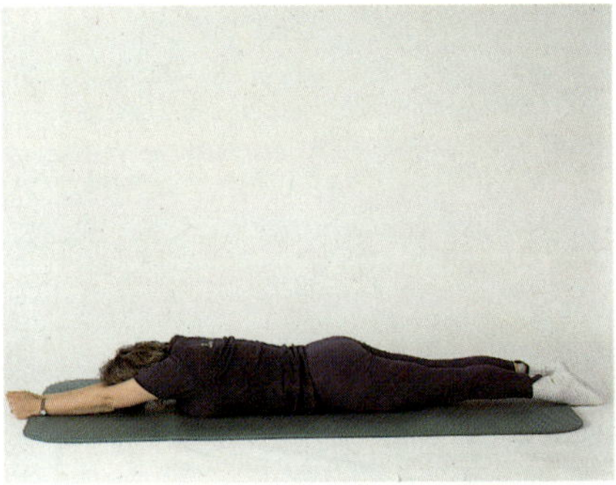

Ejercicio 3

En la misma posición anterior y procediendo de igual modo, sin tocar el suelo con la cabeza, separe un poco del suelo los brazos y las piernas...

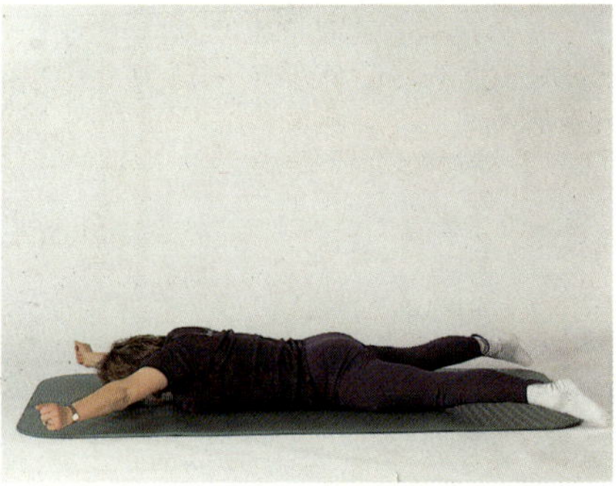

... y sepárelas y júntelas alternadamente, sin dejar caer la cabeza. Repita los movimientos de 8 a 10 veces ininterrumpidamente, descanse unos instantes y vuelva a empezar.

Fortalecimiento de la musculatura abdominal

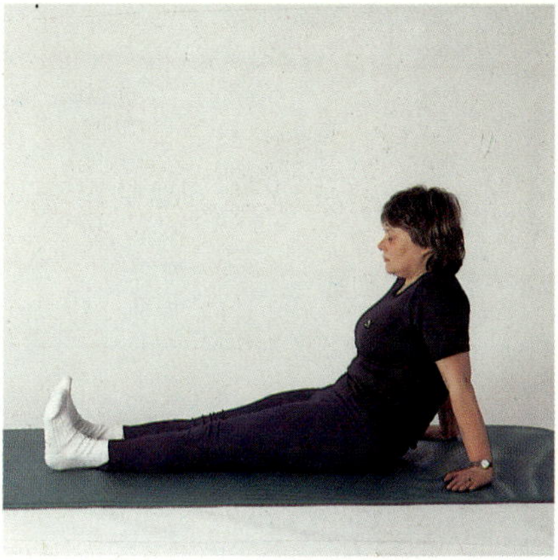

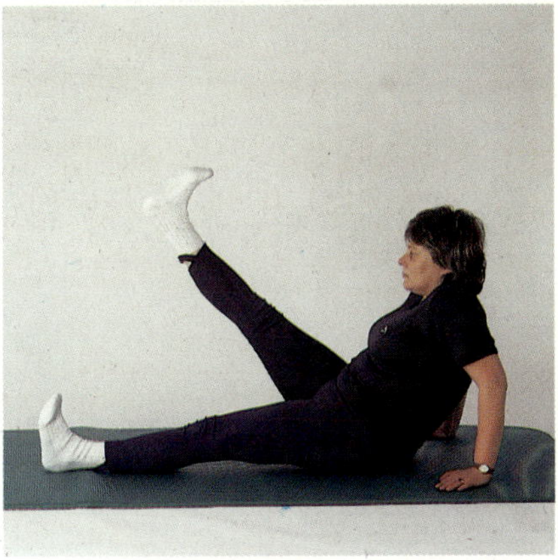

Ejercicio 1

Desde la posición sentada, con las piernas extendidas y las manos apoyadas en el suelo por detrás del cuerpo, las piernas estiradas a la altura de la articulación de la rodilla y las puntas de los pies retraídas...,

... levante alternadamente las piernas, tan alto como sea posible.

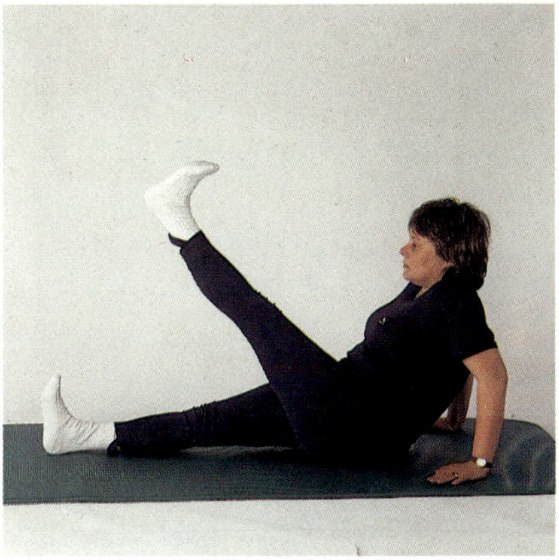

Durante todo el ejercicio mantenga retraídas las puntas de los pies. Tras 6 u 8 repeticiones, tómese un ligero descanso, y repita luego el ejercicio completo algunas veces más.

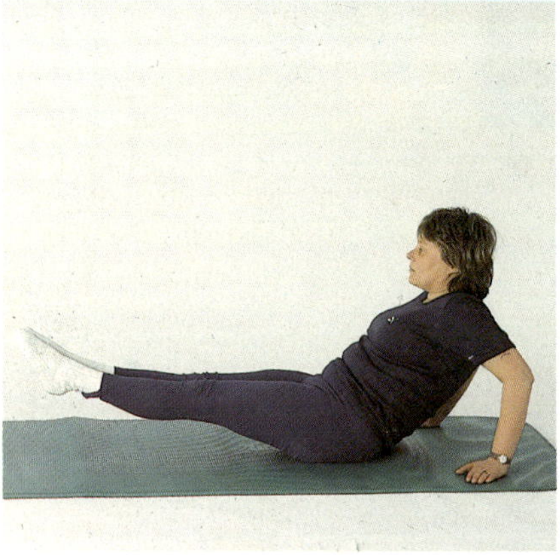

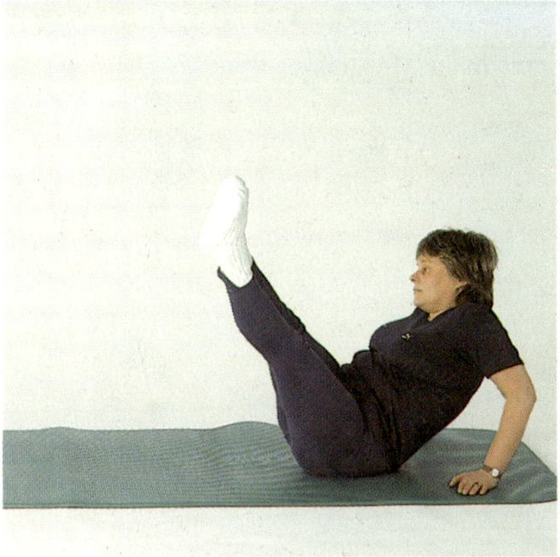

Ejercicio 2

Siéntese con las palmas de las manos firmemente apoyadas en el suelo por detrás del cuerpo, las piernas juntas y completamente estiradas, con las rodillas rectas y las puntas de los pies extendidas. Ahora levante las piernas sin separarlas...

... y describa círculos con ellas, por delante del tronco, lo más alto posible y en una y otra dirección.

Después de realizar algunas repeticiones hacia ambos lados, tómese un corto descanso y distiéndase reposando las piernas sobre el suelo.

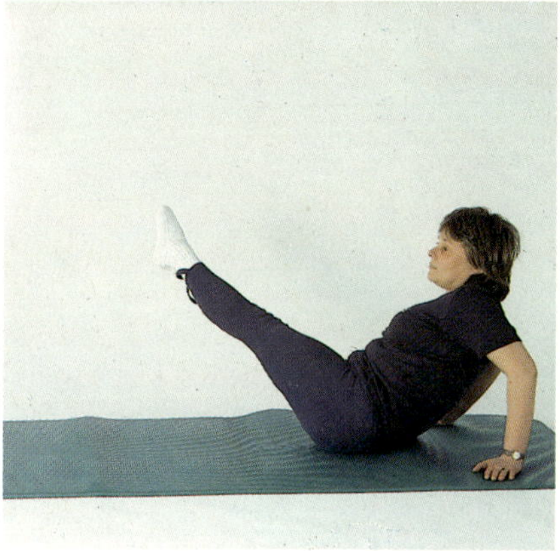

Retome después el ejercicio con una variación: haga como si dibujara con las puntas de los pies los números del 1 al 10 en vez de trazar círculos.

Ejercicios de flexibilidad

2. Programa de entrenamiento

Para todos aquellos que no posean ninguna clase de experiencia en la práctica del culturismo, presentamos aquí un segundo programa de entrenamiento, con la particularidad de que incorpora por vez primera el uso de pequeños aparatos. Prestaremos una especial atención a las dificultades en la movilidad de los brazos, la región escapular, la cintura y las piernas.

Para efectuar este tipo de ejercicios se dispondrá de un par de pesas de puño (mancuernas) o pesas cortas. Como el peso de las primeras es fijo, en los comercios especializados se encuentran en varias medidas, desde 1 kg hasta 50 kg de peso. A diferencia de éstas, el peso de las cortas puede ser modificado añadiendo o quitando discos pequeños, de metal fundido, que permiten progresar de kilo en kilo hasta el valor final deseado.

Al realizar cada uno de los ejercicios, deberá usted procurar ejecutar las repeticiones técnica, correcta y limpiamente. Para lograr tal finalidad, el peso de trabajo tiene que estar perfectamente adaptado a su capacidad.

El ritmo de los movimientos para cada una de las repeticiones debe mantenerse constante y no se deben hacer pausas de recuperación al practicar cada ejercicio. Procure, por el contrario, mantenerse siempre en acción.

Desarrollo del programa

Siempre de acuerdo con las sensaciones individuales y la condición física de cada persona, pueden realizarse de 1 a 5 series de cada ejercicio y de 20 a 30 repeticiones por serie. Presentamos tres posibles variantes de entrenamiento. Escoja según sus necesidades una de las tres, ¡pero sólo una! Cualquiera de las tres tiene efectos distintos, como podrá comprobar.

Variante 1. En el caso de que practique varias series, entrénese siempre hasta ejecutar la totalidad de las mismas para cada ejercicio antes de empezar con la siguiente.

Variante 2. Practique siempre los mismos pares de ejercicios a la vez.

Ejemplo de ejercicio 1 alternado con ejercicio 2:
–Ejercicio 1, serie 1
–Ejercicio 2, serie 1
–Ejercicio 1, serie 2
–Ejercicio 2, serie 2, etc. dependiendo de cuántas series quiera o deba usted realizar, una vez completado los dos primeros ejercicios según este plan, deberá continuar de la misma forma con:
–Ejercicio 3 alternado con ejercicio 4
–Ejercicio 5 alternado con ejercicio 6
–Ejercicio 7 alternado con ejercicio 8

Variante 3. Ejecute sólo la primera serie de todos los ejercicios y luego siga con las series segundas, también de todos los ejercicios. Si lo prefiere, puede marcar en cada casilla del cuadro inferior el número total de repeticiones de cada ejercicio realizado por día de entrenamiento. Por ejemplo: ejercicio 1, 120 repeticiones; ejercicio 2, 150; ejercicio 3, 130.

Ejercicio	Días de entrenamiento																							
	1	2	3	4	5	6	7	8	9	10	11	12	13	14	15	16	17	18	19	20	21	22	23	24
1																								
2																								
3																								
4																								
5																								
6																								
7																								
8																								

Plan de entrenamiento.

Ejercicio 1

Elevación lateral de los brazos

Eleve lateralmente los brazos extendidos desde los costados del cuerpo hacia arriba, hasta unirlos en la posición vertical, por encima de la cabeza, y vuelva luego a la posición de partida.

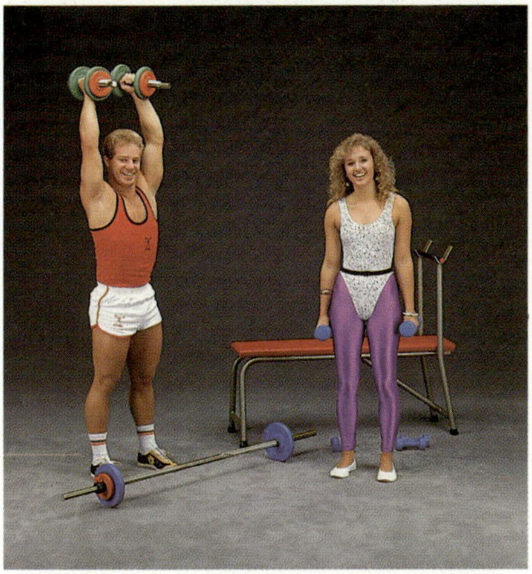

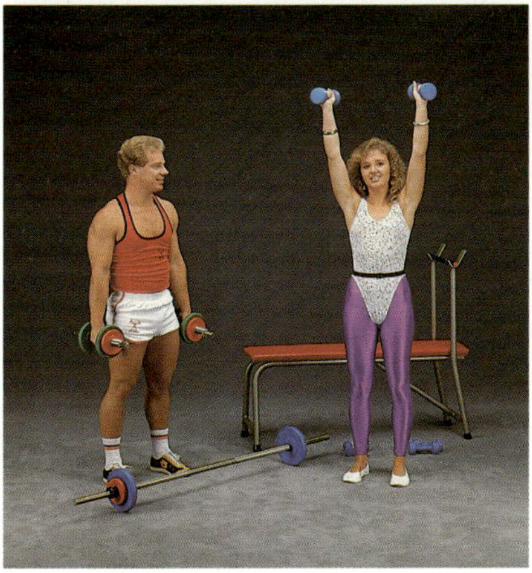

Ejercicio 2

Ataque del águila

Con el tronco flexionado hacia delante y los brazos colgando hacia el suelo, súbalos hasta la posición paralela al suelo y vuélvalos a bajar.

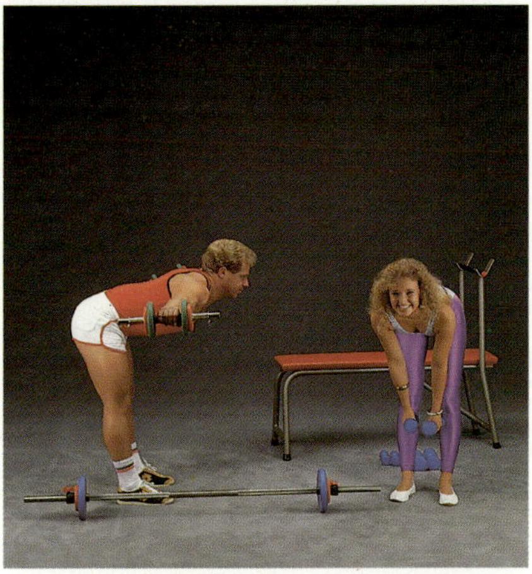

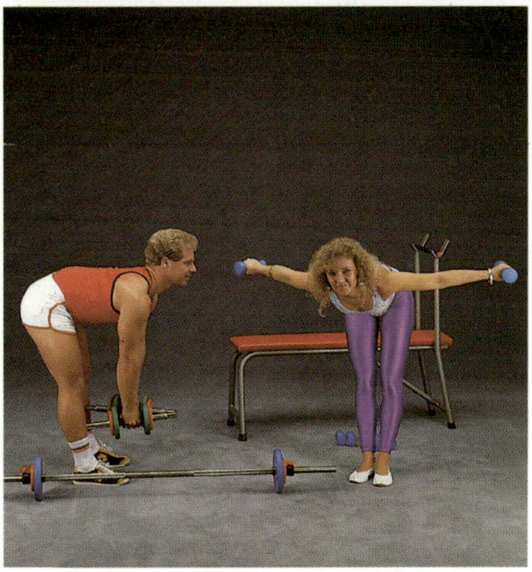

Ejercicio 3

Elevación frontal de los brazos

Eleve ambos brazos frontalmente hacia delante hasta la vertical de la cabeza y vuelva a la posición inicial. (Variante: alterne el ascenso y el descenso de los brazos).

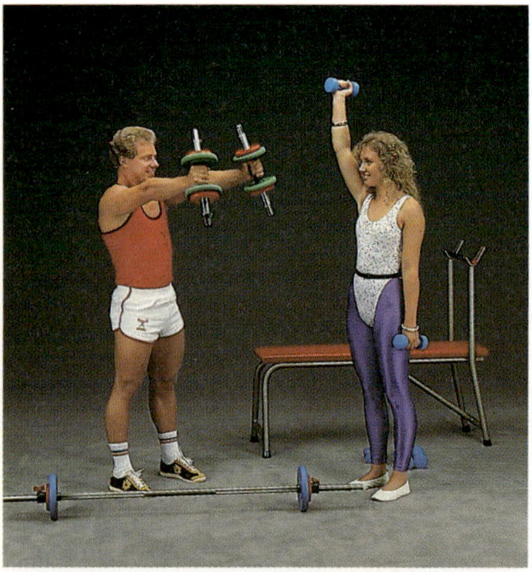

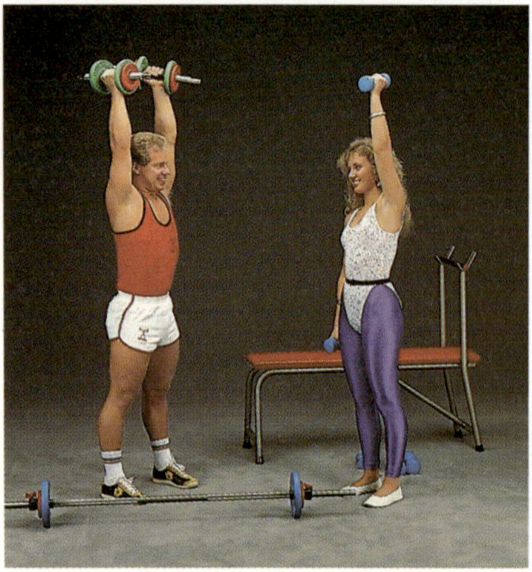

Ejercicio 4

Flexión de brazos

Desde la posición inicial, con los brazos colgando, flexione la articulación del codo y siga subiendo y bajando.

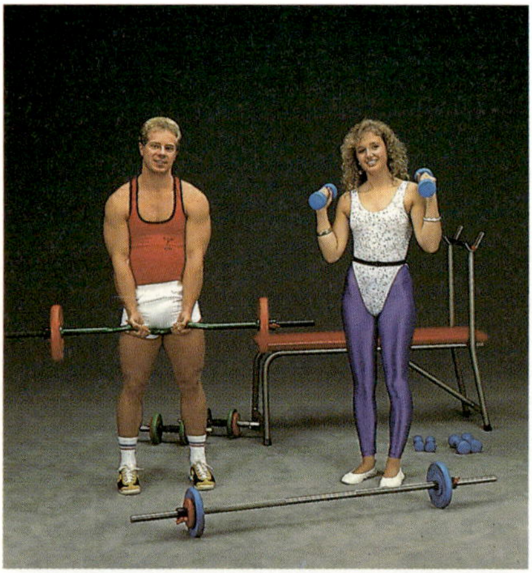

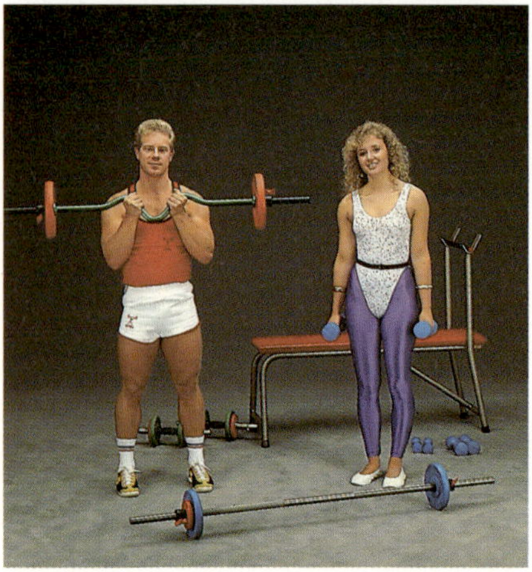

Ejercicio 5

Elevación posterior de las piernas

Eleve la pierna extendida hacia atrás, hasta alcanzar la posición paralela al suelo y regrese a la posición de partida. A continuación hágalo con la otra pierna.

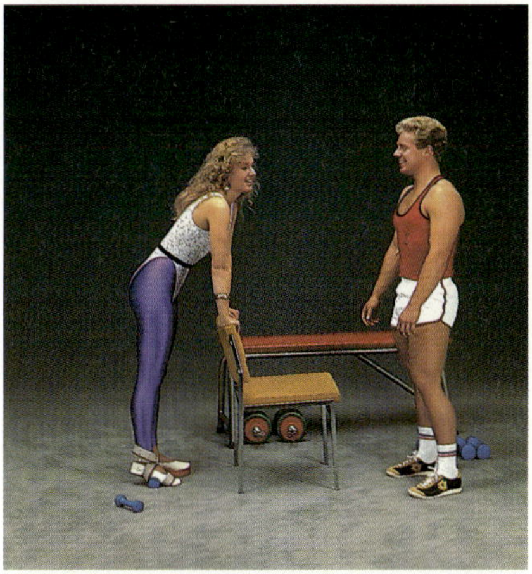

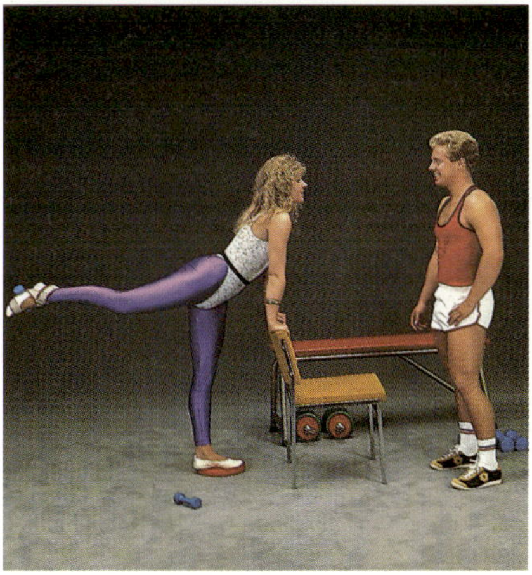

Ejercicio 6

Elevación frontal de las piernas

Eleve frontalmente la pierna hacia delante, hasta alcanzar la posición paralela al suelo, y vuelva a la posición inicial. Haga lo mismo con la otra pierna.

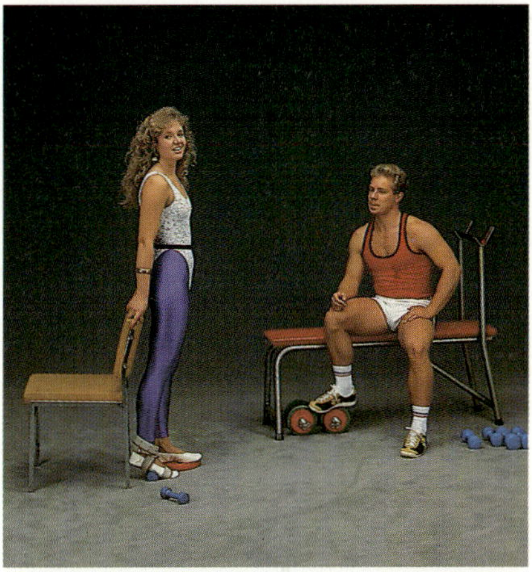

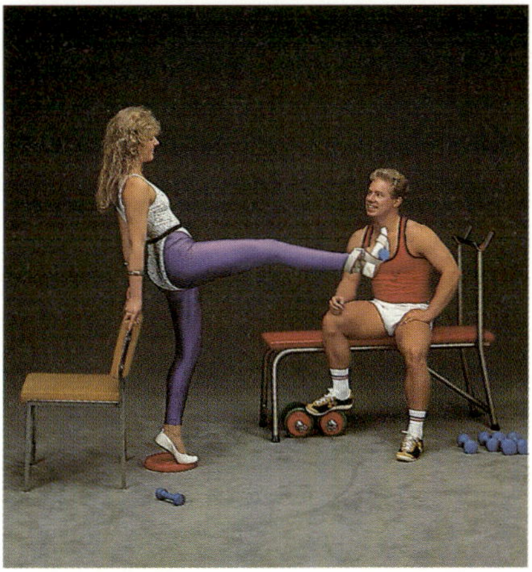

Ejercicio 7

Separación lateral de la pierna

Estire la pierna y súbala lateralmente, hasta alcanzar la posición paralela al suelo y luego vuelva a la posición inicial. Cambie de pierna.

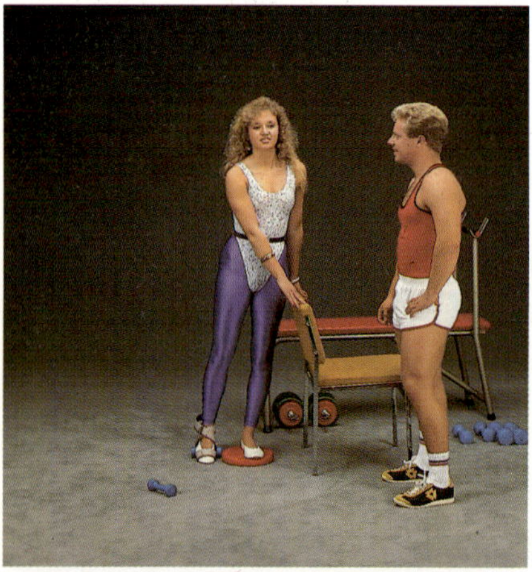

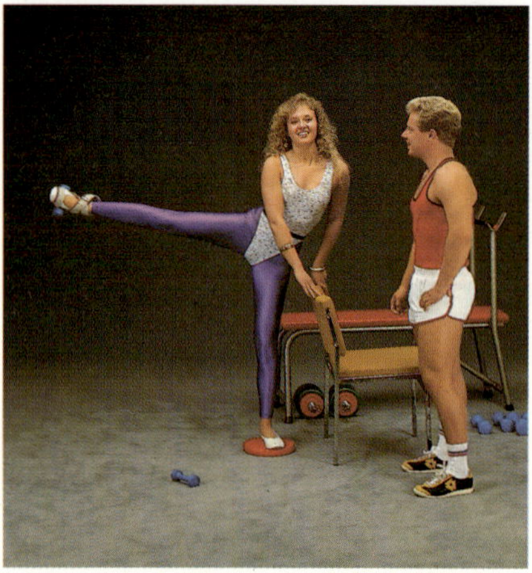

Ejercicio 8

Flexión de rodilla desde la posición de salida

Dé un paso hacia adelante, flexione a continuación la pierna, y extienda los brazos. Luego repítalo con la otra pierna. (El mismo ejercicio puede ser realizado con una pesa larga sobre los hombros).

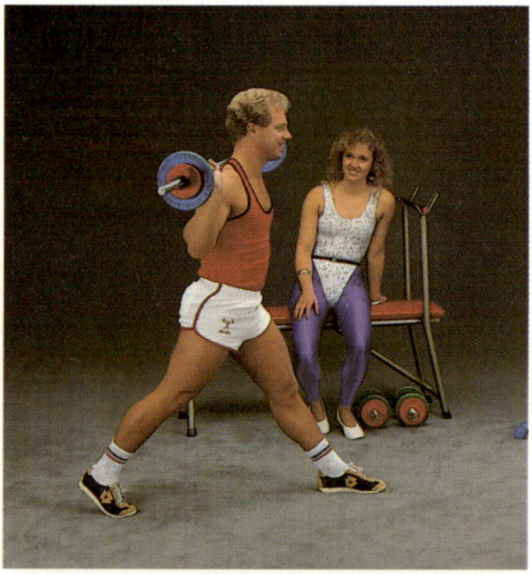

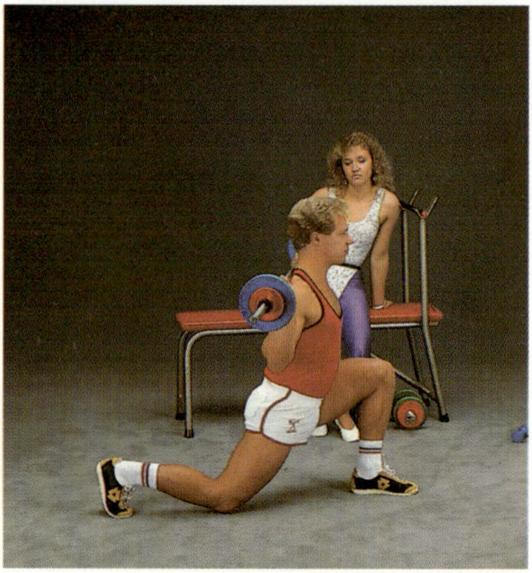

Programa de puntos concretos

Si usted posee ya un nivel avanzado, en las próximas páginas podrá encontrar un programa de entrenamiento que se centra en partes concretas del cuerpo.

A continuación, le presentamos detalladamente el programa acompañado con ejemplos prácticos. El objetivo es que el lector sea capaz por sí solo de diseñar su propio programa de puntos fuertes y entrenar luego con él.

Dado que los programas de entrenamiento del culturismo sano resultan buenos en la medida en que lo sean el método y los ejercicios que contengan, les remitimos al libro *En forma con el Bio-training,* editado por Tikal en esta misma colección, en cuyas páginas encontrará numerosos ejercicios dedicados a grupos musculares y partes concretas del cuerpo y que, en definitiva, le serán de suma utilidad para trazar su programa individual de puntos concretos.

Normas para un entrenamiento metódico

Antes de que comience a experimentar sobre su propio cuerpo los efectos saludables del programa de puntos concretos que haya seleccionado, quisiéramos que dedicara especial atención a las siguientes normas metódicas.

Elección de los aparatos

La mayoría de estos ejercicios debe ser llevada a cabo con la ayuda de cargas adicionales que, como ya hemos dicho, pueden ser objetos de

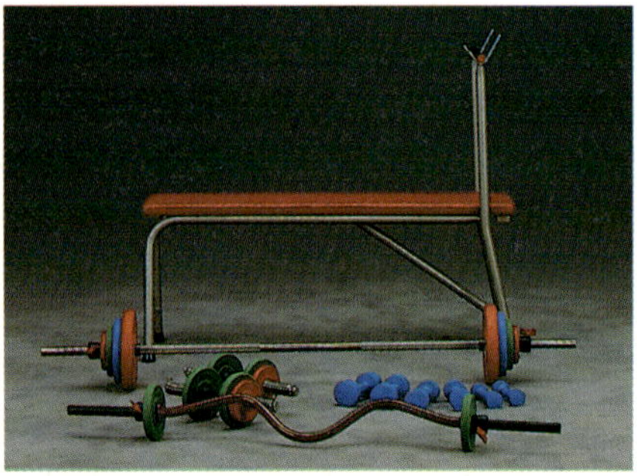

Aparatos de entrenamiento para el programa de puntos fuertes.

uso doméstico (por ejemplo: libros, envases de plástico con asas, cuyo peso se puede incrementar semana a semana añadiendo agua, etc.).

De todas maneras, lo más cómodo sería que adquiriese en un comercio especializado mancuernas de varias medidas y también unas pesas cortas, si es posible con un tipo de cierre que permita variar a voluntad las cargas de trabajo sin perder demasiado tiempo. Con dos elementos más estará completo el equipamiento ideal para este programa: una pesa larga de ejercicios con los discos necesarios y un banco portátil con apoyos para las pesas.

Elección del peso

En los primeros días de trabajo, elija una carga que pueda manejar sin problemas. Es importante que no sobrepase jamás la medida necesaria para poder ejecutar las repeticiones recomendadas.

Si alguien pretende demostrar su fuerza seleccionando un peso muy superior al conveniente a su constitución física, no logrará otra cosa que dañar su propio cuerpo, además de perder toda posibilidad de progresar en el rendimiento. Si tiene confianza en su propia capacidad, ya durante las primeras semanas de entrenamiento puede incrementar sistemática y cuidadosamente el peso para cada ejercicio, aunque lo mejor será que no aumente el peso de todos los ejercicios a la vez, sino para un solo ejercicio cada día.

No sienta vergüenza de tener que reducir la carga ocasionalmente y cuando no se sienta muy en forma. Desde el punto de vista biológico, un cambio rítmico del peso es muy bueno para la salud total. Por otro lado, si usted llega a sentirse verdaderamente mal, puede concederse una pausa de dos o tres días en el entrenamiento, al cabo de los cuales notará una clara recuperación.

Repeticiones y series

En la práctica de culturismo racional, la cifra de repeticiones por serie de ejercicios oscila entre 8 y 20 para las mujeres y entre 20 y 40 para los hombres. Naturalmente, estos solo son valores orientativos generales, puesto que el entrenamiento sano en culturismo depende de varios factores diferenciados, a saber:

–una constitución sana
–el nivel de entrenamiento
–el tiempo disponible
–el particular estado físico en el momento de entrenarse
–la definición personal de los objetivos a seguir (en relación con éste último punto, véase el apartado Objetivos)
–las habilidades y particularidades propias (sexo, constitución, peso corporal, grado de rendimiento, etc.)

En el caso de que usted sea mayor y/o tenga debilitado el aparato circulatorio y/o no haya practicado jamás culturismo de tipo preventivo, es natural y lógico que realice menos repeticiones que las recomendadas para cada serie de ejercicios. Al contrario, si hace cierto tiempo que practica el deporte o se entrena, ya sea culturismo para estar en forma o culturismo para rendimientos extremos, también puede incrementar la cifra de repeticiones por serie de ejercicios.

Ritmo de ejercicios

Los ejercicios no deben ser jamás practicados a tirones. Complete cada una de las repeticiones sin pausas excesivas. El ritmo de los ejercicios debe ser objeto de atención constante a lo largo del entrenamiento, sea cual sea su objetivo final: mantener la salud, estar en buena forma o conseguir unos músculos hipertróficos (V. segundo capítulo).

Piense además que un músculo sólo se ejercita cuando se tensa. Por lo tanto, mientras más tiempo mantenga tensado un músculo durante un movimiento (por ejemplo, en un serie de ejercicios) y más lento sea el ritmo de ejecución, más favorables y efectivos serán los efectos del entrenamiento en cuanto al crecimiento del músculo en grosor. Mientras más largo sea el tiempo total de trabajo y mayor el ritmo de movimiento, mejor conservará el músculo la esbeltez y la alta capacidad de rendimiento.

Técnica correcta

Hemos intentado que las fotografías que acompañan a los ejercicios muestren la técnica utilizada de la manera más clara y correcta posible desde el punto de vista profesional. Intente realizarlos de manera idéntica, siempre dentro de sus posibilidades individuales. Así evitará cargar excesivamente las articulaciones y no correrá riesgo de sufrir daño muscular alguno. También es importante observarse continuamente, aprovechando la presencia de algunos compañeros deportistas para que nos corrijan posibles fallos en la postura, ya que otra persona puede ver lo que a nosotros mismos se nos escapa.

Intercambio de ejercicios

En nuestros programas de entrenamiento puede haber ejercicios que le resulten difíciles de realizar en un principio, o que por algún motivo no sean de su agrado. Por supuesto, puede prescindir de ellos y sustituirlos por otros parecidos, más sencillos o agradables. A tal fin, además de los diferentes programas que integran esta misma obra, puede consultar el libro antes mencionado, *En forma con el Bio-training,* donde encontrará información complementaria al respecto.

Frecuencia de entrenamiento

Cuantas más veces entrene usted por semana, tanto más rápidos y claros serán sus progresos.

Entrenando una vez por semana, apenas conseguirá nada, dado que los cambios químicos operados en su cuerpo por el trabajo desaparecen en siete días sin dejar apenas rastro.

Mucho mejor y efectivo resulta entrenarse por lo menos de dos a tres veces por semana si su objetivo primordial es mantener la salud, ya que desde el punto de vista funcional, este ritmo es adecuado para la química corporal, pues permite mantener el funcionamiento correcto de cada músculo.

Si su meta es lograr una buena forma física, no sólo sus músculos tendrán que volverse más firmes y aptos, sino que también algunos puntos determinados de su cuerpo deberán mejorar en esbeltez y hacerse más agradables a la vista. La única manera de lograr tales fines será adoptar un ritmo de entrenamiento con una frecuencia que oscile entre las cuatro y las seis veces por semana e intercalar sesiones de ciclismo, *jogging* o natación.

Por último, si quiere trabajar el área del rendimiento, o sea, aumentar el volumen muscular y la capacidad de rendimiento, por sí mismos o en relación con disciplinas deportivas específicas, tendrá que dedicar varias horas diarias a fortalecer sus músculos.

Independientemente del objetivo y del ritmo de entrenamiento por los que se haya usted decidido, al comenzar con este deporte convendrá que siga el consejo que le vamos a dar y que, como todos, es fruto de la experiencia práctica: entrénese al principio con los ejercicios dedicados a la «buena forma» o a la «hipertrofia» cada 3 días. De esta manera, conseguirá que su cuerpo se acostumbre a la actividad muscular, que en principio le es extraña.

Una vez transcurridas de 2 a 4 semanas, el organismo se encontrará lo suficientemente adaptado como para poder afrontar un ejercicio regular cada 2 días. Más aún, después del período de aclimatación y según los objetivos individuales, la constitución física y la disponibilidad de tiempo, podrá intentar entrenarse 3 o 4 veces por semana, o quizás todos los días...

En cualquier caso, cuando se encuentre más sano y más capaz para cumplir con sus funciones, su cuerpo se lo agradecerá.

Duración del programa

Recomendamos dedicar un mínimo de veinticuatro días al entrenamiento de este programa, independientemente de la frecuencia semanal. Claro está que, si le place, puede entrenarse más tiempo con el mismo programa, aunque no resulta conveniente sobrepasar un máximo de 40 días. Transcurrido dicho intervalo, cambie de programa, puesto que en períodos más prolongados disminuye el efecto del entrenamiento y el cambio de ejercicios aporta al cuerpo estímulos nuevos y positivos.

Desarrollo de programa

Existen varias posibilidades de llevar a la práctica un programa que incida en puntos concretos. La decisión final depende de usted, pero antes de adoptarla convendría que probara todas o alguna de estas propuestas:

Posibilidad 1

En este caso se tendrá que entrenar con cada ejercicio hasta su total conclusión, es decir, completar 4 series de 25 repeticiones antes de pasar al ejercicio 2.

Posibilidad 2

El programa se divide en pares de ejercicios, que se harán siempre de manera alternada.

Por ejemplo: ejercicio 1, serie 1; ejercicio 2, serie 1;
ejercicio 1, serie 2; ejercicio 2, serie 2;
ejercicio 1, serie 3, etc.

Una vez concluido el primer par de ejercicios, pase al siguiente, es decir, el ejercicio 3 alternando con el 4, luego el 5 con el 6, etc.

Posibilidad 3

Se realizan todos los ejercicios del programa en un bloque continuado, haciendo cada vez la primera serie. Después se reinicia todo el programa, esta vez con la segunda serie, y así sucesivamente hasta haber terminado con todas las series.

Posibilidad 4

Es una combinación de las tres posibilidades anteriores.

Por ejemplo, en los primeros doce días de entrenamiento acójase a la primera posibilidad, a partir del decimotercer día cambie a la segunda posibilidad, etc. En ningún caso debe sentirse limitado a mantenerse siempre dentro de los estrechos márgenes de una serie definida, como si ésta fuera obligatoria. Introduzca un cierto grado de variedad en sus programas de entrenamiento.

Pausas

Los tiempos que ponemos de ejemplo dependen de las posibilidades de desarrollar el programa que tiene cada persona. Naturalmente es muy importante el hecho de que se controle a sí mismo, probando si las pausas de recuperación son de hecho muy cortas o, por el contrario, muy largas. Por lo demás, nos permitimos indicarle que se remita a los datos de las páginas 32-33, donde aclaramos la estrecha relación que existe entre los objetivos elegidos dentro del culturismo y las variantes del método de entrenamiento.

Pausas de recuperación	Opciones		
	1	2	3
Entre las series	3–4 Min.	½–1 Min.	3–4 Min.
Entre los ejercicios (o pares de ejercicios)	5–7 Min.	5–7 Min.	5–7 Min.

Respiración

Los ejercicios le resultarán mucho más fáciles si inspira durante el esfuerzo y espira mientras vuelve a la posición de partida. Esta técnica respiratoria es la mejor para la salud. Existe también otra técnica especial de respiración llamada respiración comprimida, que consiste en inspirar aproximadamente un 50% de la capacidad total poco antes de llegar al máximo esfuerzo, retener el aire un tiempo en el punto de máxima tensión y volver a espirar durante el movimiento de retorno. Algunas investigaciones científicas han comprobado fehacientemente que esta técnica en particular no es nociva para la salud, como han creído muchas personas, pues los sistemas cardiovascular y respiratorio se adaptan a lo largo de meses y años a las condiciones de alta presión. De cualquier modo, la técnica que le aconsejamos es la que hemos expuesto en primer lugar.

Registro del entrenamiento

Para controlar adecuadamente su rendimiento, al comenzar los ejercicios anote los parámetros iniciales de trabajo (pesos, series y repeticiones) de cada ejercicio. De esta manera, al empezar el siguiente día de actividad sabrá hasta dónde puede llegar. Conviene que proyecte y dibuje una pequeña tabla de entrenamiento, que le ayudará a seguir sus progresos y el desarrollo del rendimiento en cada ejercicio aislado. Encontrará ejemplos en los programas de rendimiento de las páginas 75-122.

En las páginas siguientes, le presentamos los ejercicios aislados que ya mencionamos, integrantes todos ellos de los programas de puntos concretos, que se dedican en especial a la vigorización y a la mejora de la movilidad en los brazos y hombros.

Ejercicios de brazos y hombros

Ejercicio 1

Flexiones de brazos alternos

Se realiza con mancuernas o con pesas. Flexione el codo hasta que el antebrazo llegue a la altura del pecho, de forma que los pulgares queden hacia arriba y los discos de las pesas hacia delante. (Variación: con pesas largas o cortas y ambos brazos a la vez).
Efecto principal: bíceps braquial.

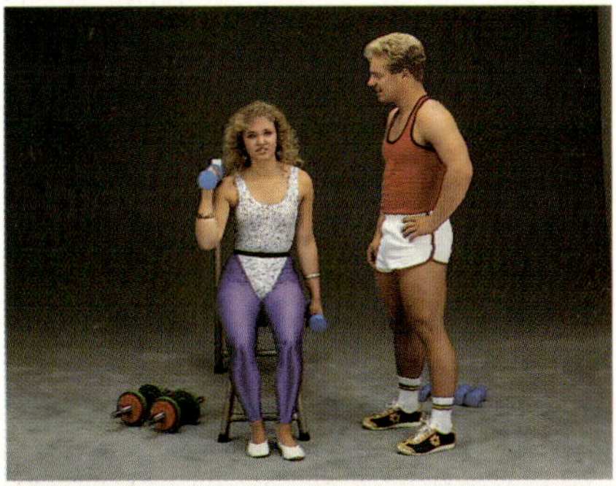

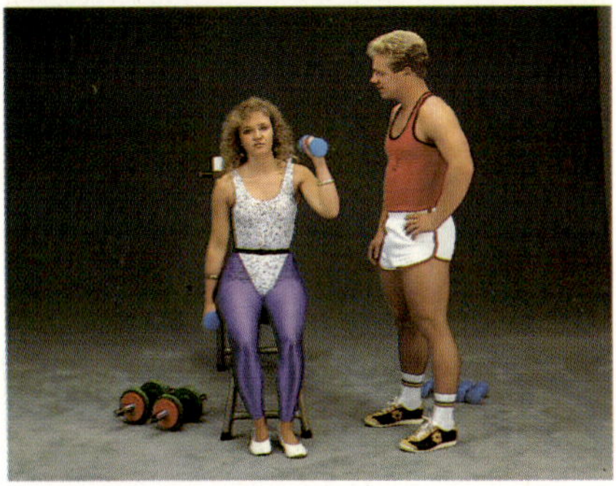

Ejercicio 2

Flexión del brazo levantado

Se realiza con mancuernas o con pesas cortas. Con el brazo levantado y perpendicular al suelo, el antebrazo desciende por detrás de la cabeza y vuelve a la extensión inicial. Cambie de brazo.

Efecto principal: músculo extensor del brazo (tríceps braquial).

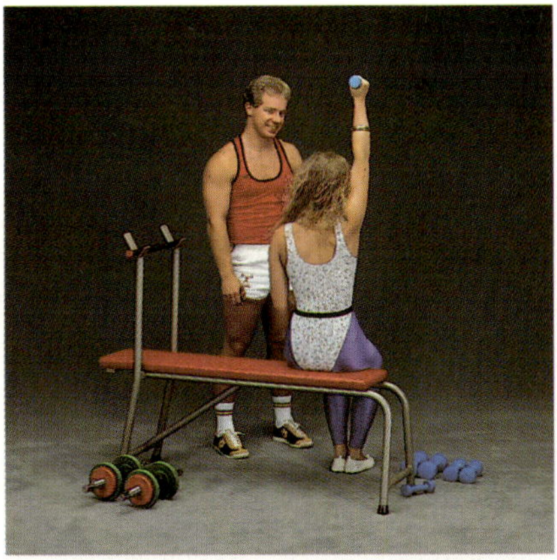

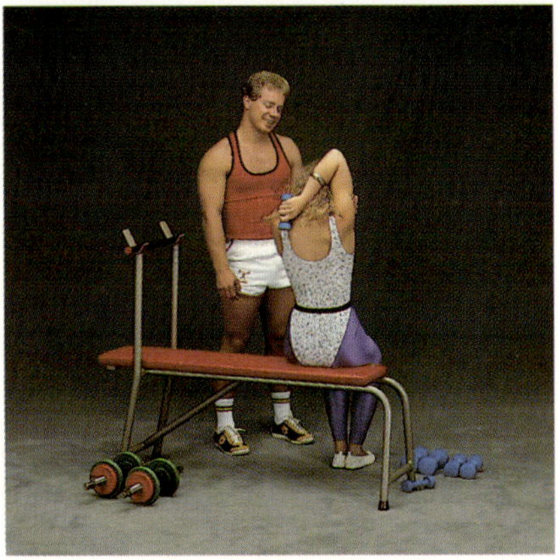

Ejercicio 3

Elevación frontal alternada de los brazos extendidos

Con mancuernas o con pesas cortas. Efecto principal: parte anterior del músculo deltoides (hombro), cabeza larga del bíceps braquial, trapecio y serrato.

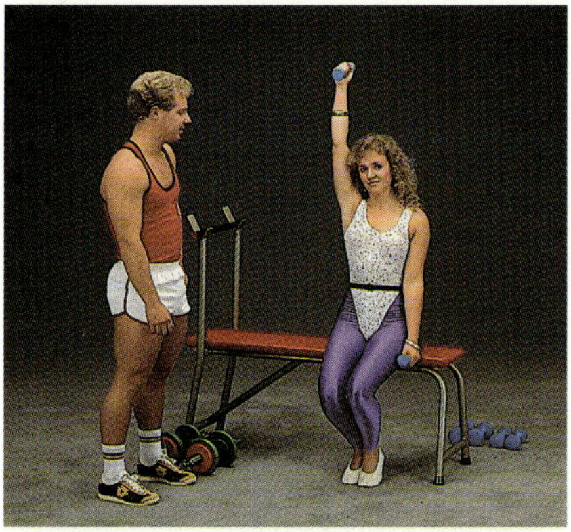

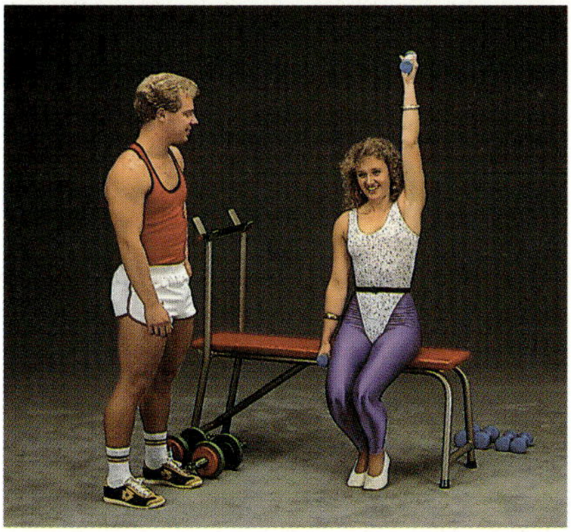

Ejercicio 4

Elevación lateral simultánea de los brazos

Se ejecuta con mancuernas o con pesas cortas. Los brazos permanecen extendidos. No deben girar las articulaciones de las muñecas ni los hombros.
Efecto principal: parte media del músculo deltoides, supraespinoso, serrato y trapecio.

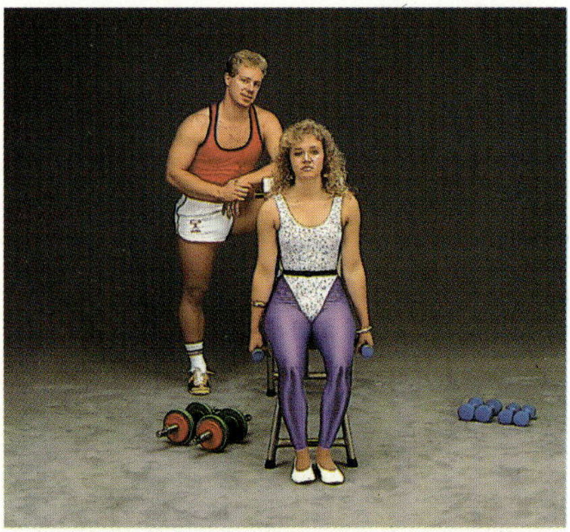

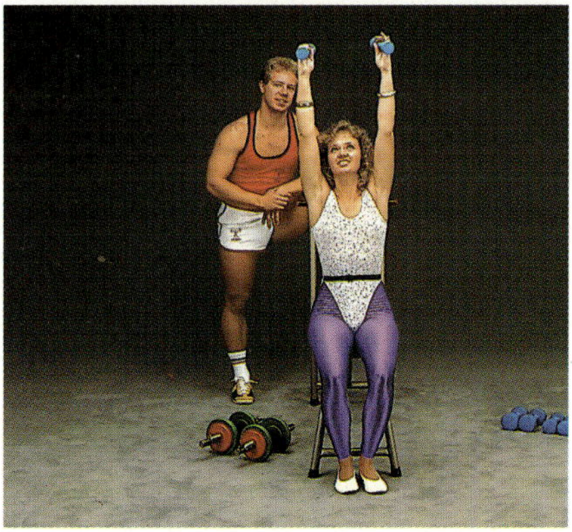

Ejercicio 5

Giro simultáneo de los hombros hacia atrás

Se realiza tanto con mancuernas como con pesas cortas o largas y con ambos brazos extendidos. Eleve los hombros lo más que pueda, hágalos girar hacia atrás y después déjelos colgar.
Efecto principal: parte superior del trapecio y supraespinoso.

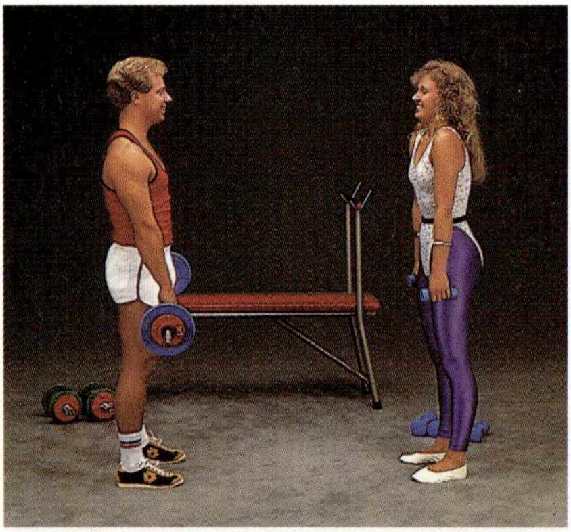

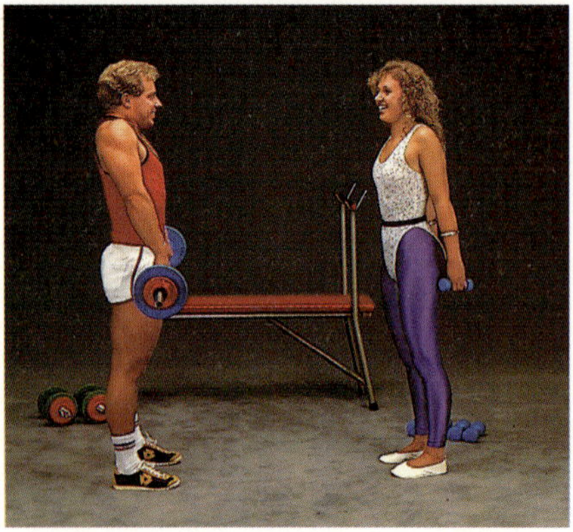

Ejercicio 6

Elevación lateral

En este caso se trabaja con mancuernas o con pesas cortas. Apoye una mano en el banco de ejercicios y con la otra aguante la pesa con el brazo extendido. Eleve el brazo sin separarlo del cuerpo, con el codo apuntando hacia atrás, hasta en que el antebrazo quede paralelo al suelo. Repita el ejercicio con el otro brazo.
Efecto principal: parte posterior del músculo deltoides, parte media del trapecio, dorsal ancho, bíceps femoral y músculo redondo.

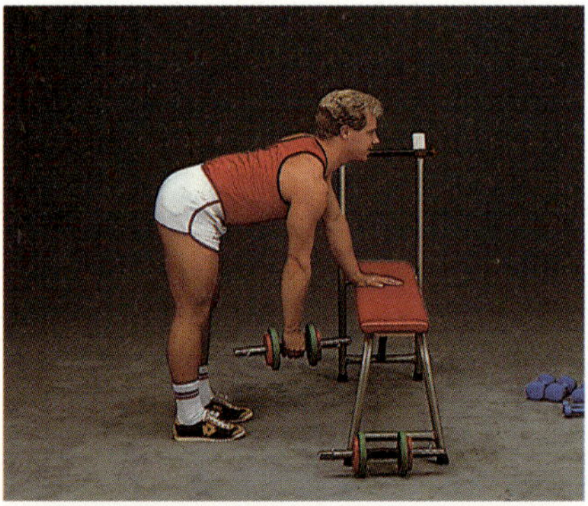

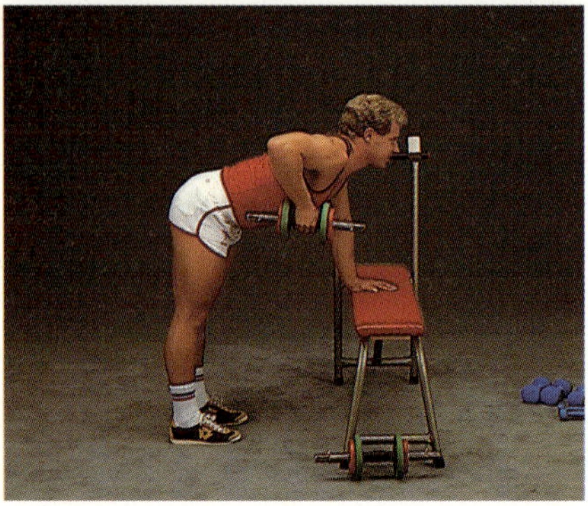

Ejercicio 7

Remo

Se ejecuta tanto con mancuernas como con pesas cortas o largas. Póngase de pie con las piernas separadas. Coja las pesas con las manos separadas sólo unos quince centímetros. Levante la carga hasta la altura de las mandíbulas, con los codos tan altos como sea posible.
Efecto principal: bíceps braquial, mitad del deltoides, supraespinoso y trapecio.

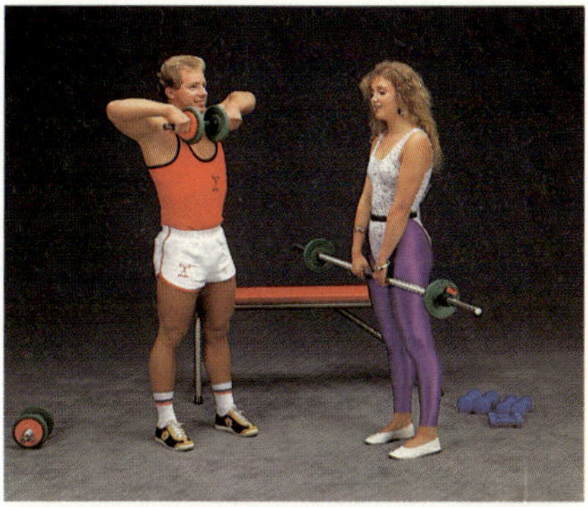

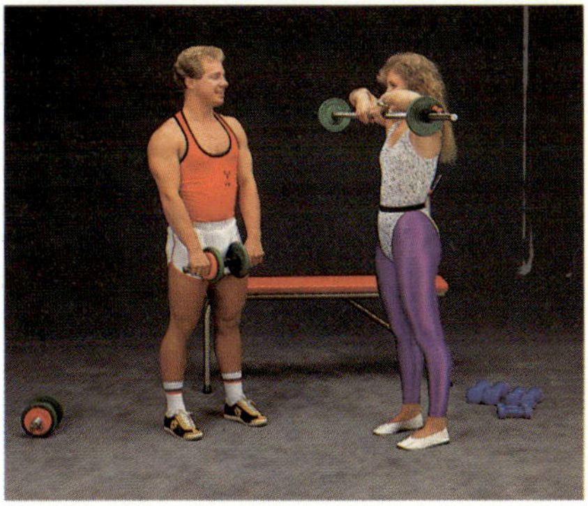

Ejercicio 8

Flexión del brazo extendido perpendicular al tronco

Se trabaja con mancuernas, o con pesas cortas o largas. Levante el brazo hasta la vertical y flexione el antebrazo hacia la cabeza. La parte del brazo comprendida entre el hombro y el codo debe permanecer perpendicular al tronco.
Efecto principal: tríceps extensores de los brazos.

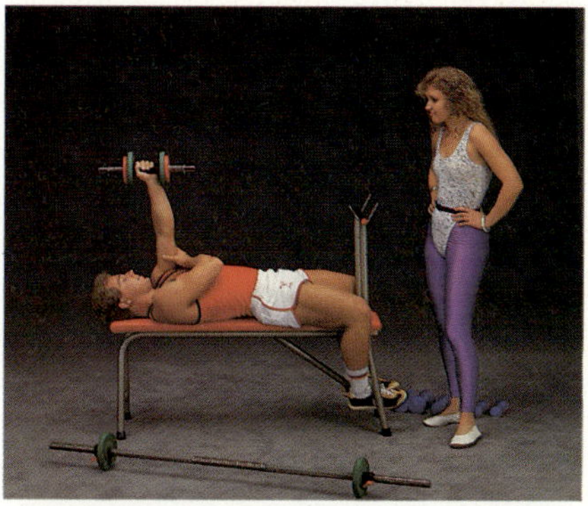

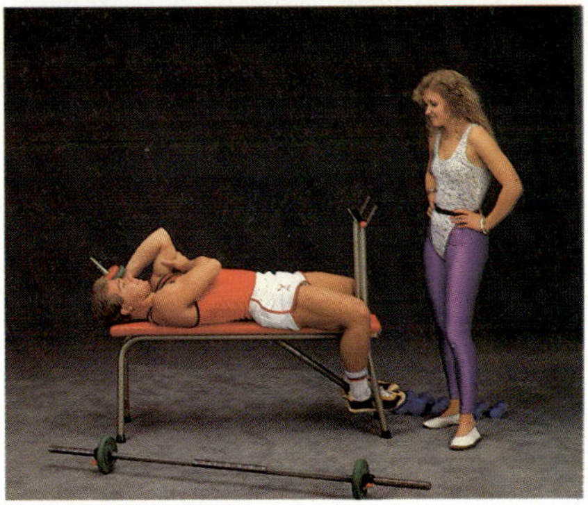

Medición del rendimiento

El culturismo es ameno y agradable porque los progresos se ven y se sienten. Además, es un deporte que ofrece múltiples posibilidades de ejercitación y que garantiza experiencias vitales y corporales variadas.

Pero pese a sus efectos beneficiosos sobre la salud y a las experiencias, a veces ocurre que uno llega a un punto en que siente la necesidad de ir más allá del simple incentivo de la dedicación personal y el paciente ejercitarse de todos los días y quiere que sus logros personales obtengan un reconocimiento. Si pertenece a este grupo de personas y desea ver reconocidos los éxitos conseguidos en la práctica de culturismo sano, realice el examen del programa de ejercicios para medir el rendimiento personal (el programa completo figura en el libro ya citado *En forma con el Bio-training,* de esta misma colección) o bien continúe su entrenamiento con la práctica de alguno de los programas de rendimiento que presentamos a continuación. Le deseamos que disfrute y que su esfuerzo dé magníficos frutos...

Brazos musculosos y hombros anchos

1. Programa de rendimiento

El primer programa de rendimiento, con el cual comenzará ahora a familiarizarse, se dedica de modo especialmente intensivo a un tipo de ejercicios muy popular entre los aficionados al culturismo: los trabajos en el banco. Es una serie relativamente fácil de realizar y que no exige grandes medios. Resulta ideal para trabajar a fondo los brazos (tríceps

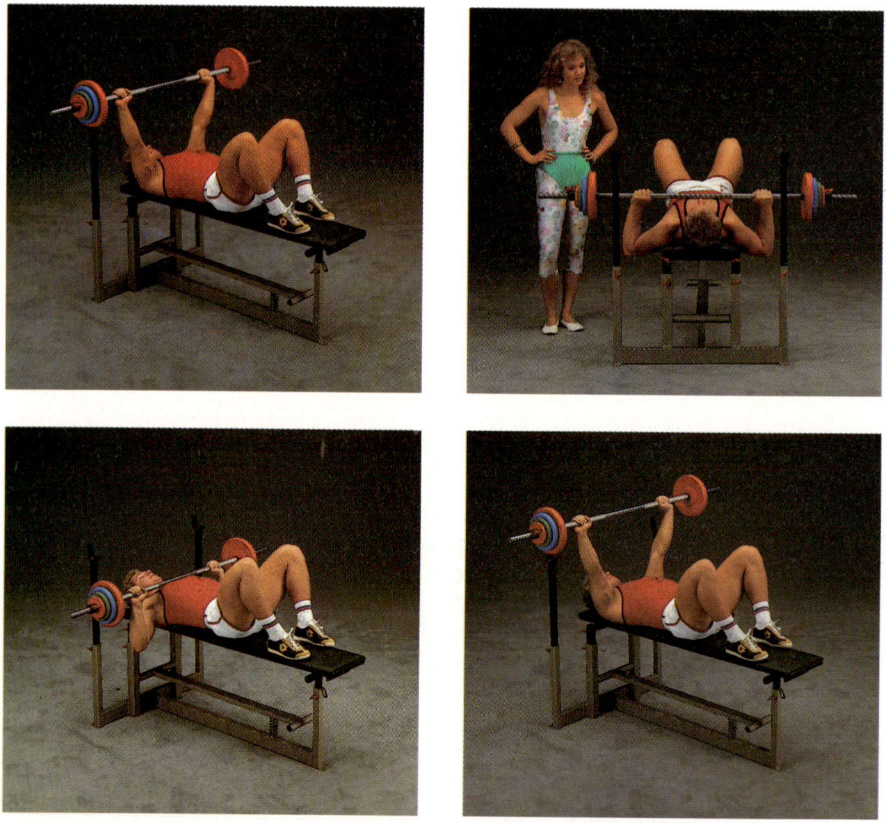

Así se hacen los ejercicios con pesas en el banco, que se cuentan entre los más populares en el culturismo.

y antebrazos), la parte superior de los hombros (músculo deltoides) y la parte anterior del tronco (pectorales).

Lo único que necesita para llevar a cabo estos nuevos ejercicios es un banco acolchado con soportes para descansar las pesas largas y cierto número de discos de peso adecuados a su capacidad de trabajo.

Coloque las pesas en los soportes y tiéndase de espaldas en el banco, de manera que las pueda alcanzar con facilidad por encima de la cabeza. Levante las pesas hasta extender totalmente los brazos, dejando una distancia entre los puños de unos 60 u 80 cm de forma que los nudillos queden horizontales. Una vez en esta posición, empiece a descender las pesas lentamente hasta que la barra roce el pecho. Luego inicie otra vez el movimiento de elevación, sin pausa intermedia. Ponga cuidado especial en que la región lumbar se encuentre en contacto con la superficie del banco. Deje colgar los pies un poco por encima del suelo o apóyelos sobre el banco mismo. Coloque la cabeza de tal modo que los ojos estén a la altura de los soportes para las pesas.

Lo normal es que en el primer intento este ejercicio deba hacerse con cargas de entre 40 y 60 kg. Un rendimiento de 70 u 80 kg solamente pueden conseguirlo los culturistas avanzados.

En el verano del año 1988 se alcanzó un récord mundial en esta clase de ejercicios, con una carga de ¡320 kilos! Téngase en cuenta que, con el empuje que se alcanza por medio de la elevación del tronco y las caderas y el efecto de rechazo sobre la pesa que desciende, se debieron superar los 350 kilos de fuerza. La diferencia entre los rendimientos de un principiante y los que puede obtener un profesional o deportista avanzado indica que en este tipo de trabajos sobre el banco se progresa con mucha rapidez.

Para mejorar su rendimiento en el banco puede usted seleccionar varios métodos diferentes, de entre los cuales el primero y más conocido es el siguiente: comience con pesas de entrenamiento que le permitan realizar de 10 a 20 ejercicios seguidos. Después de hacer de 1 a 3 series, incremente el peso en 5 o 10 kg y reduzca, como es natural, la cifra de repeticiones (por ejemplo, de 6 a 8).

Continúe incrementando la carga de los ejercicios hasta alcanzar su rendimiento máximo, y entonces haga tan sólo 1 o 2 repeticiones. Entrenando según este método de 3 a 4 veces por semana, los progresos se harán patentes con gran rapidez.

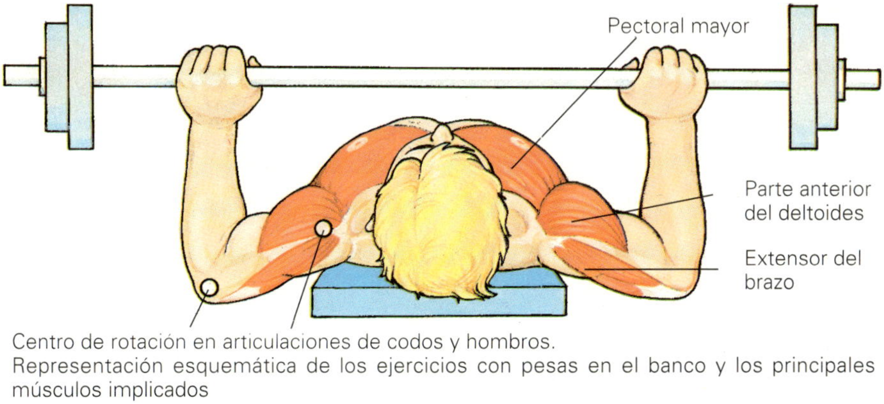

Centro de rotación en articulaciones de codos y hombros.
Representación esquemática de los ejercicios con pesas en el banco y los principales músculos implicados

En la enseñanza del deporte, este método de entrenamiento recibe el nombre de «entrenamiento en pirámide». Recientemente se han desarrollado otros métodos de entrenamiento aún más efectivos, que también le recomendamos.

Queremos ofrecerle algo mejor, en realidad, un método especial de ejercitación con el que no tendrá que temer ninguna clase de daños, obtendrá un aumento mucho más rápido en sus rendimientos y desarrollará habilidades que pueden ser aplicadas en otras facetas de la vida.

Pero, antes de proseguir, recordemos por un momento cuáles son los músculos que se trabajan en los ejercicios en el banco. Si la variedad en el entrenamiento es la única garantía real de progreso, todos los músculos que trabajen durante los ejercicios de banco han de recibir en la primera parte del entrenamiento la capacitación que necesiten para conseguir el rendimiento óptimo que se pretende alcanzar. Para conseguirlo, se requiere un mínimo de cinco sesiones semanales.

La segunda parte del entrenamiento, dedicada al trabajo de coordinación, incluye ejercicios variados en el banco, con diferentes posturas del cuerpo y diversas distancias de sujeción. Para su realización emplearemos 8 días, con una pausa intercalada de un día de descanso por semana.

Una vez cumplidas ambas fases, en las cuales habremos realizado un entrenamiento intensivo de capacitación y de coordinación, los músculos y el sistema nervioso que intervienen en el trabajo sobre el banco estarán preparados para alcanzar mejores rendimientos en los ejercicios reservados para la tercera parte.

Pero antes queremos iniciarle en los secretos de cada una de estas partes del entrenamiento.

Entrenamiento especial de capacitación

El objeto de este tipo particular de entrenamiento es obtener un aumento de la capacidad de almacenamiento de energía en el interior de la musculatura.

Aparatos de entrenamiento

Como carga adicional para la primera parte del entrenamiento, utilice un par de mancuernas, que pueden adquirirse según distintas graduaciones de peso, o dos pesas cortas, en las que el peso se regule añadiendo o quitando discos. En el caso de que no disponga de nin-

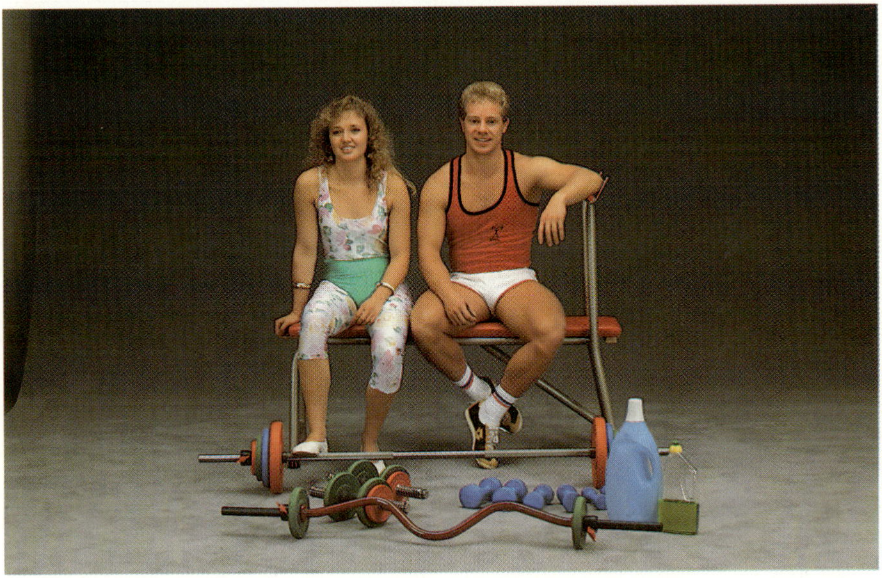

guna de estas posibles variedades ni desee comprarlas, para empezar bastarán objetos de uso cotidiano, como libros de igual peso, recipientes de plástico con asa y cargados con arena, etc., que puedan ser manejados con facilidad. Para la segunda parte del entrenamiento es necesario un banco con soportes para las pesas y una pesa larga con discos de peso intercambiables. Para facilitar la elección, les mostramos algunas alternativas posibles (ver foto).

Desarrollo del programa

Realice los ejercicios de la primera parte del entrenamiento siempre de dos en dos:

Ejercicio 1 alternado con ejercicio 2

Ejercicio 1, serie 1; ejercicio 2, serie 1;

Ejercicio 1, serie 2; ejercicio 2, serie 2, etc.

La elección depende de la cantidad total de ejercicios que quiera o deba realizar.

Una vez terminado el primer par de ejercicios, continúe de la misma forma con:

Ejercicio 3 alternado con ejercicio 4,

Ejercicio 5 alternado con ejercicio 6,

Ejercicio 7 alternado con ejercicio 8.

Series

Si cuenta los ejercicios en conjunto, cada día de entrenamiento ha de poder hacer de 30 o 40 series, o sea, que por término medio hará de 4 a 5 series por ejercicio. La cifra depende también, como es lógico, del estado físico en que se encuentre ese día, el nivel de entrenamiento y el tiempo total de que disponga, por lo que nuestras recomendaciones no pretenden más que servirle como líneas generales de guía. No deben considerarse como una especie de dogma, sino hacer variaciones controladas sobre los parámetros de su entrenamiento, reduciendo o, mejor todavía, aumentando el número de series que el plan prescribe.

Repeticiones

En los ocho ejercicios de la primera parte del entrenamiento, deberá realizar siempre unas 20 o 30 repeticiones por serie. De todos modos, lo más importante de este entrenamiento de capacitación no es la cantidad exacta de repeticiones, sino el ritmo correcto de realización.

Ritmo de los ejercicios

Durante todo el tiempo que dure el entrenamiento de capacitación, se debe prestar atención a la ejecución correcta y al ritmo regular de los ejercicios. Con respecto al ejercicio 8, la primera serie de ejercicios ha de practicarse hacia adelante y hacia arriba, es decir, en el sentido de las agujas del reloj, mientras que la segunda serie se hará hacia delante y hacia abajo, o sea, en sentido inverso. La tercera serie se vuelve a hacer en el sentido de la primera y así sucesivamente.

La carga

La carga para cada ejercicio debe ser seleccionada de tal forma que se pueda alcanzar la cifra recomendada de repeticiones con cierto esfuerzo manteniendo el ritmo adecuado. Durante el transcurso del programa, la carga de trabajo puede aumentarse de vez en cuando, en función del progreso en el rendimiento de cada cual.

Duración del programa

La primera parte del programa abarca veinticuatro días de entrenamiento, independientemente de la frecuencia semanal con que se practique. A lo largo de estos veinticuatro días debe controlar los progresos que realice, ya sea mediante un diario de entrenamiento de diseño personal, ya sea aprovechando la tabla que hemos confeccionado para este fin. Anote en cada casilla la cifra total de series de cada ejercicio o bien el peso en kilos de la carga total de cada ejercicio; este último dato es de mayor utilidad para el análisis del proceso.

Ejemplo para el ejercicio 1: si efectúa 4 series de 30 repeticiones cada una con una carga de pesas cortas de 2,5 kg, la carga total del ejercicio equivaldrá a 120 repeticiones x 2,5 kg = 300 kg. De esta manera usted podrá conocer exactamente el rendimiento, no sólo de los ejercicios por separado y su progreso en el tiempo, sino también en conjunto durante los veinticuatro días de trabajo.

	Ejercicios							
Día de entrenamiento	1	2	3	4	5	6	7	8
1.								
2.								
3.								
4.								
5.								
.								
.								
.								
24.								

Tabla de entrenamiento.

Ejercicios de capacitación

Ejercicio 1

Estiramiento y flexión del brazo en la articulación del codo. Partiendo de la posición inicial, haga descender la carga por detrás de la cabeza y álcela nuevamente. El brazo permanece en la vertical durante todo el ejercicio y la única parte movible es el antebrazo. Este ejercicio de tríceps puede hacerse de pie o sentado.
Efecto principal: extensor del brazo (tríceps) durante el estiramiento.

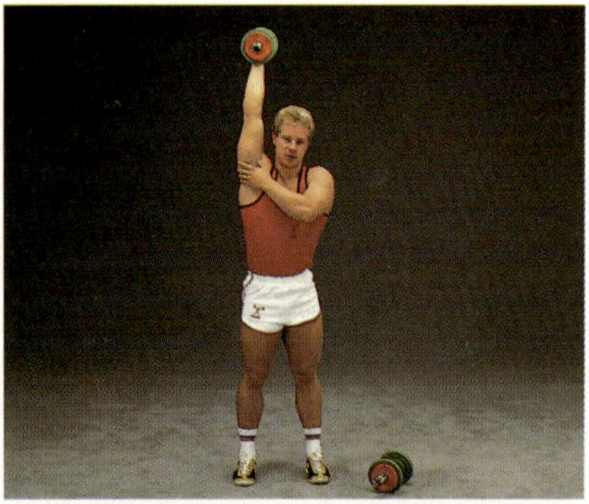

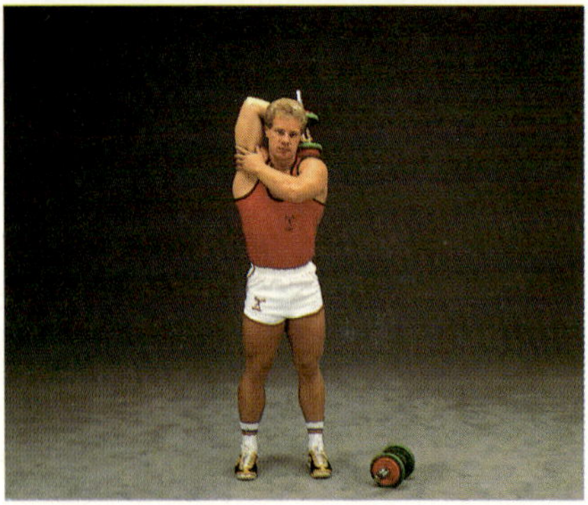

Ejercicio 2

Échese de espaldas sobre el banco, con el cuerpo horizontal y los brazos hacia arriba. Mueva los brazos lateralmente hacia abajo, en ángulo recto con el cuerpo, hasta rebasar un poco la horizontal del banco, y vuelva a la posición de partida. Efecto principal: parte media del músculo pectoral.

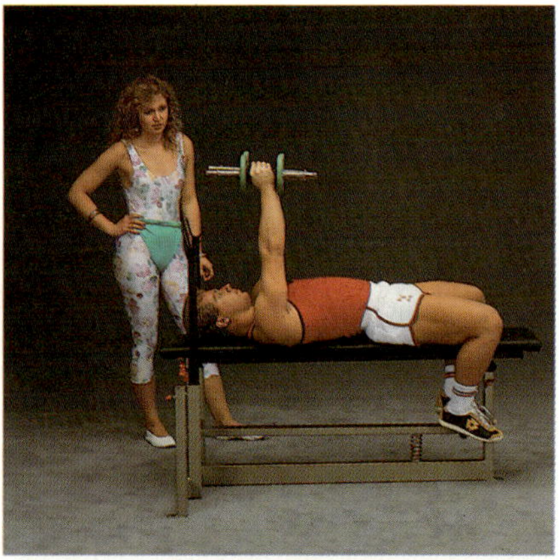

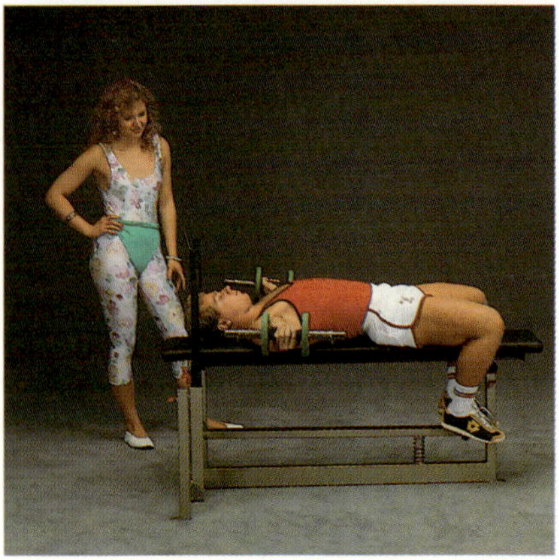

Ejercicio 3

Estiramiento y flexión del brazo en la articulación del codo. Flexione el tronco y procure que durante todo el ejercicio el brazo se mantenga siempre horizontal. Mueva solamente el antebrazo hacia delante y hacia arriba, hasta la horizontal, y luego hacia atrás hasta la vertical. Una vez terminado el trabajo con un brazo, se pasa inmediatamente al otro.
Efecto principal: extensor del brazo (tríceps) durante la contracción.

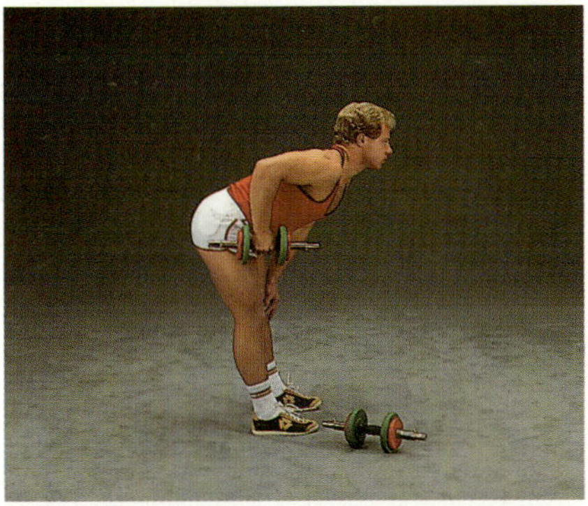

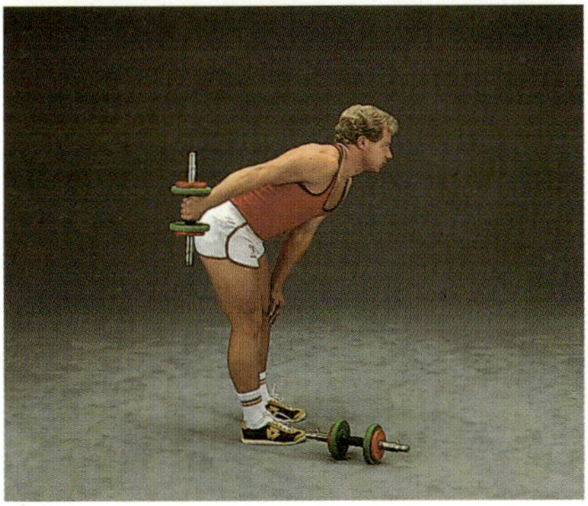

Ejercicio 4

Échese de espaldas sobre el banco inclinado, con el tronco reposando más arriba que las piernas y los brazos sostenidos en alto. La ejecución del ejercicio es exactamente igual a la del número 2. Efecto principal: parte superior del músculo pectoral.

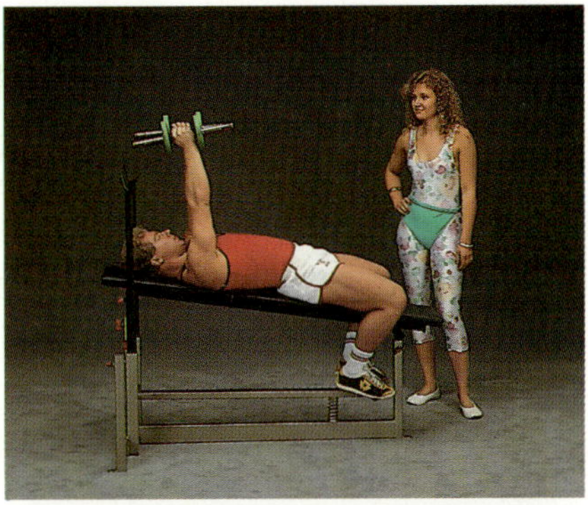

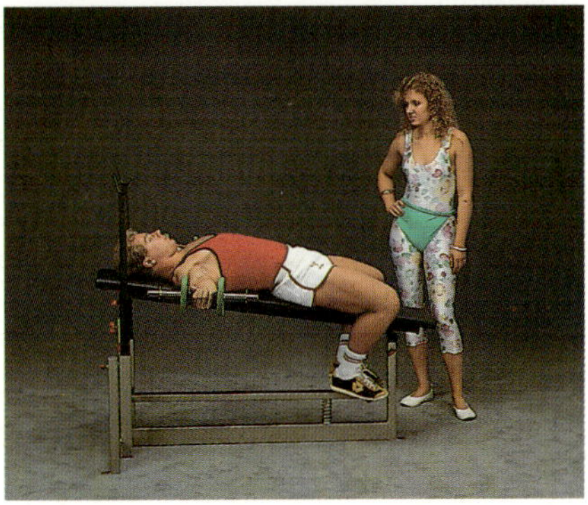

Ejercicio 5

Elevación y descenso frontal de los brazos alternadamente. El efecto del ejercicio se ve notablemente reforzado si durante el movimiento los brazos no llegan a las posiciones extremas superior y inferior, ya que así los músculos permanecen siempre en tensión.
Efecto principal: parte anterior del músculo deltoides y cabeza larga del bíceps braquial.

Ejercicio 6

Échese de espaldas sobre el banco inclinado con el tronco más abajo que las piernas y los brazos en alto.
La mecánica del ejercicio es la misma que la del ejercicio 2.
Efecto principal: parte inferior del músculo pectoral.

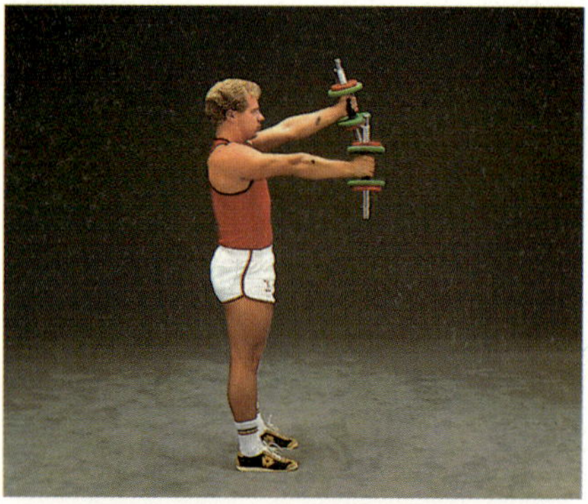

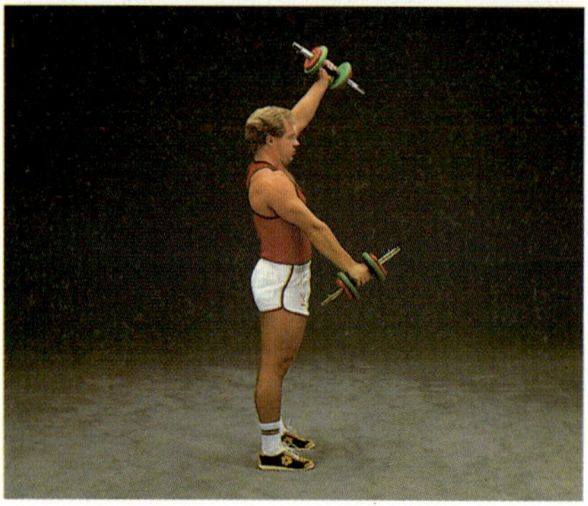

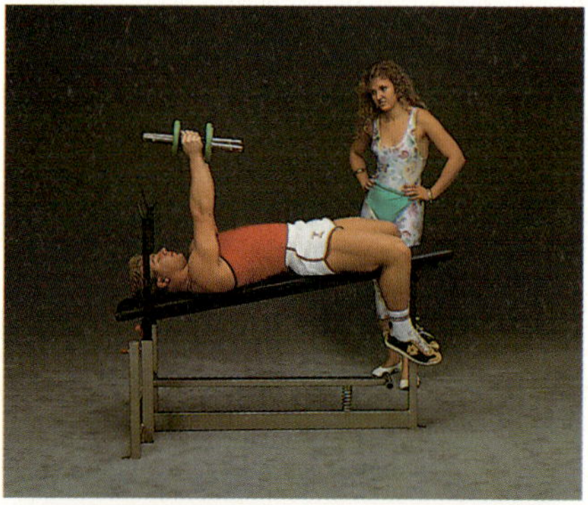

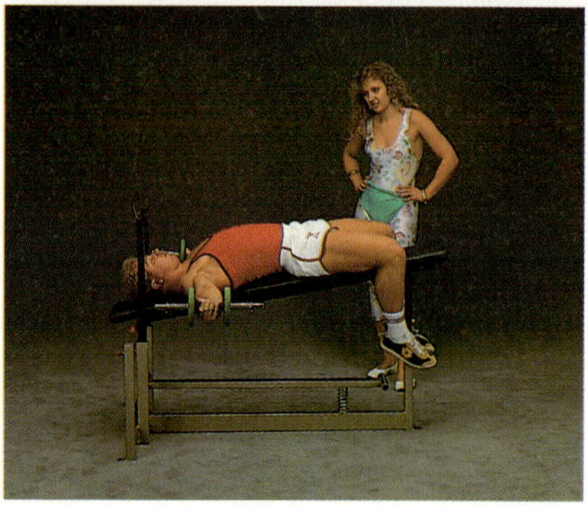

Ejercicio 7

Ascenso en diagonal del brazo extendido flexionando la articulación del hombro hacia dentro y hacia arriba. De pie y con el tronco flexionado, apoye la mano que no trabaja en la rodilla. Deje que el otro brazo cuelgue verticalmente y luego trace una diagonal hacia dentro y hacia arriba. A continuación hágalo descender casi hasta la vertical, pero sin alcanzarla, lo que asegura un marcado efecto. Cada brazo ha de trabajar separadamente.
Efecto principal: musculatura corporal.

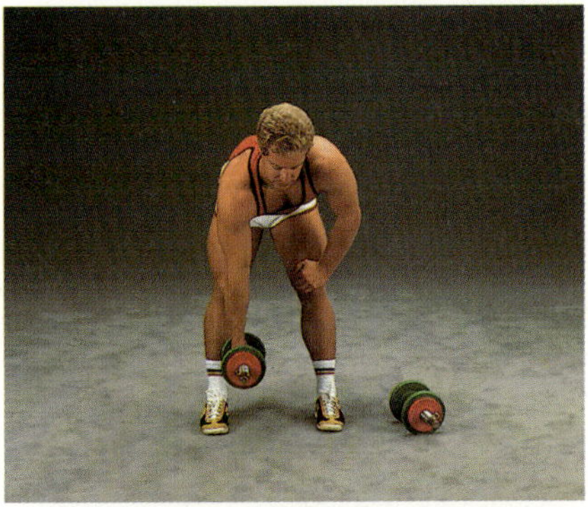

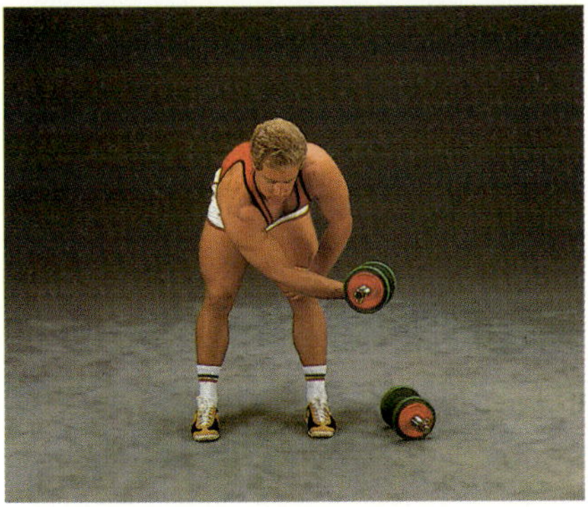

Ejercicio 8

Échese de espaldas sobre el banco, con el cuerpo en posición horizontal.Suba y baje alternadamente los brazos extendidos.
Efecto principal: toda la musculatura del cuerpo.
Ejercicio de compensación: movimiento circular alterno de los brazos, una vez en el sentido de las agujas del reloj, otra vez en el sentido contrario.

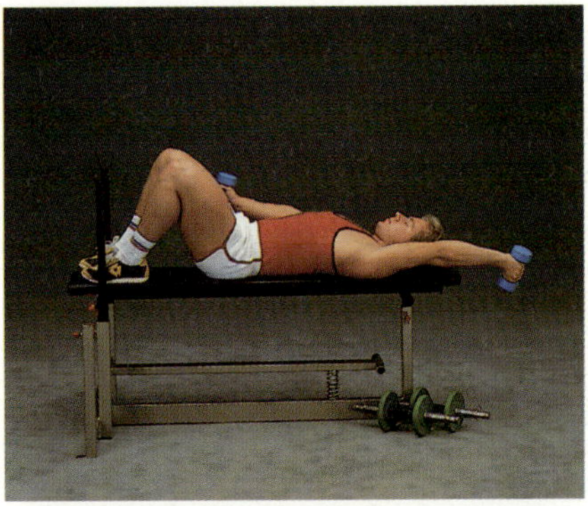

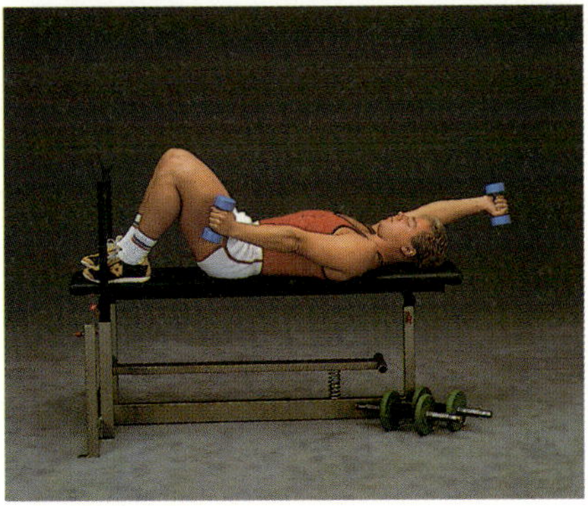

Entrenamiento de la coordinación

El objetivo de este área de entrenamiento es la mejora entre los músculos (motor), las células nerviosas (conexiones) y el cerebro (centro de control).

Una vez realizadas las veinticuatro unidades de entrenamiento, habrá finalizado su capacitación, de modo que después de esta fase principal, en que se trabajan los músculos con ejercicios para una sola articulación, podrá pasar al próximo nivel de entrenamiento. ¡Ahora ya está listo para los ejercicios de levantamiento en el banco!

Sin embargo, debe tener muy en cuenta que hay que evitar utilizar pesos excesivos.

Este programa de ejercicios dura dieciséis días en total, así que es más corto que el anterior, si bien con éste hay que trabajar un día y descansar al siguiente, con lo cual son ocho las sesiones de entrenamiento. Se intercalan descansos para que la musculatura y el sistema nervioso tengan oportunidad de recuperarse como es debido.

Desarrollo del programa

Lea con atención las explicaciones referentes al desarrollo de esta fase del programa, puesto que cuanto mejor comprenda el texto, mejores serán los progresos en su rendimiento y su éxito final en los ejercicios de banco, y ello en un futuro no tan lejano como se imagina.

En el entrenamiento de coordinación los ejercicios no se pueden combinar entre sí, trabajando por pares, como se hacía en la anterior fase de capacitación. Se debe terminar cada ejercicio antes de pasar al siguiente. Cada día de entrenamiento seleccione un peso (carga) para los cinco ejercicios propuestos que le permita realizar sin problemas entre 6 y 8 repeticiones por serie. La elección del peso debe ser cuidadosa, para evitar incurrir en el error de seleccionar un peso demasiado ligero o demasiado pesado. Una señal indicadora de que en efecto se ha hecho una buena selección es que se logre completar la cantidad de repeticiones requerida y sólo se note el esfuerzo al llegar a las dos últimas. Si usted sintiera, a mitad de un ejercicio, que el peso no es el adecuado, no dude en retirar o en añadir los discos de peso necesarios. Por esta razón le recomendamos siempre el uso de pesas con carga regulable, para que pueda ajustar bien el peso que le convenga.

Una de las ventajas del entrenamiento intensivo de capacitación es que aumenta de forma notable la capacidad de rendimiento de los músculos aislados. Recordemos algo que habíamos dicho al plantearnos los objetivos previos: la meta final de este entrenamiento es aumentar la capacidad muscular de almacenar energía. Para averiguar si ha alcanzado el objetivo, basta con que observe sus músculos: si han aumentado de grosor, no cabrá la menor duda al respecto.

En el entrenamiento de la coordinación se trata de que los músculos, que ya están entrenados por separado, se vayan acostumbrando poco a poco a trabajar como un todo global. Es decir, que los músculos de mayor energía y, por tanto, con mejores aptitudes para el rendimiento, deben alcanzar un estado de coordinación superior y actuar conjuntamente. Para conseguirlo, las conexiones nerviosas entre los músculos y el cerebro (sistema nervioso) se hacen trabajar regularmente y de manera compleja, es decir, con ejercicios que movilicen al mismo tiempo varias articulaciones.

En nuestro caso, lo haremos mediante los levantamientos de pesas en el banco, desde diferentes posiciones, con diversas distancias de agarre, pesos de entrenamiento medios y grados de exigencia o activación muscular variables.

En los dos primeros días de entrenamiento, empiece con el primer ejercicio de coordinación: levantamiento con el cuerpo en posición horizontal y una separación de los brazos o agarre intermedio, más o menos del ancho de los hombros (ver página 92). Cuando mueva el peso, debe imaginar que, en vez de estar sobre un banco, está sobre una lámina de vidrio muy fina, que no debe quebrarse en ningún caso bajo los movimientos realizados con la pesa. No efectúe movimientos bruscos con la carga ni cuelgue las pesas en medio de una serie. Las repeticiones deben hacerse sin la más mínima pausa, con movimiento uniforme y sosegado.

Llevar a cabo corectamente este entrenamiento no resulta sencillo, ya que exige un alto grado de concentración y mucha energía muscular y entusiasmo. Estos son precisamente los puntos difíciles del trabajo de coordinación. El método expuesto anteriormente también sirve, como es lógico, para los ejercicios 2 y 3, con agarre amplio o estrecho, así como para el 4 y el 5, practicados en distinta posición sobre el banco, pero con agarre medio (de una amplitud equivalente a la distancia entre los hombros). Para cada ejercicio recomendamos un número mínimo y máximo de series (ver páginas de la 92 a la 94); esto significa exclusivamente que, después de evaluar su capacidad de rendimiento, la forma física del momento y el tiempo de que disponga, su actividad personal es preferible que esté dentro de dicha franja, ¡pero no necesariamente!, ya que puede también entrenarse con más o menos series. Aplique la misma regla básica del entrenamiento anterior: obsérvese a sí mismo, ya que la capacidad para desarrollar una sensibilidad física peculiar y aprender a autoevaluar sus posibilidades es mejor que cualquier plan rígido o dogmático. Por otro lado, superarse a sí mismo y seguir resistiendo cuando sienta tentaciones de abandonar son aspectos dignos del mismo grado de atención que los anteriores, y es entre esos dos extremos en donde deberá hallar la regla de oro...

Si decide mantenerse dentro del esquema que hemos planteado en la teoría, en general efectuará entre 15 y 30 series en cada unidad de entrenamiento. Le recomendamos que todas estas series de ejercicios necesitan ser llevadas a cabo con un alto grado de concentración, que ha de mantenerse mientras dure la actividad. Es conveniente descansar durante el día posterior al entrenamiento. A partir del tercer día de trabajo, se ha de acelerar el movimiento de subida imprimiendo mayor velocidad a la pesa. Estas variantes del método sirven exclusivamente para el ejercicio 1 (ver esquema del método para el entrenamiento de la coordinación, en pág. 89).

Esta aceleración y el aumento de la fuerza en el ejercicio 1 no debe ser intentada durante la primera serie de trabajo, sino sólo a partir de las series 3 o 4, según cuántas se haya usted planteado cumplir en total. Las dos o tres primeras series de cada ejercicio sirven para que la musculatura entre en calor y trabaje con un ritmo tranquilo y regular, de la manera que le hemos explicado, como si estuviera en una «lámina de vidrio».

A partir de las series 3 o 4 de ejercicios varíe la ejecución de los ejercicios. Al principio, la pesa debe descender con un ritmo tranquilo e igual hasta alcanzar el pecho y luego subir lentamente, siempre de forma controlada. Más adelante, al llegar a la primera mitad del movimiento ascendente, ejerza toda la fuerza de que sea capaz y complete el resto del movimiento rápidamente.

Sabrá que ha elegido el peso correcto, si hasta la octava repetición (y por cada serie de ejercicios no hay que realizar más que ocho), en la segunda fase de aceleración del movimiento, cada vez puede ir más rápido. Entrénese siguiendo estas indicaciones: descenso lento, aceleración y fuerza hacia arriba tan rápido como pueda, durante 3 o 4 series de trabajo. En las últimas 3 o 4 series del ejercicio 1 acelere la carga después de un descenso inicial tranquilo y concentrado, alejándola del pecho de tal modo que para completar todo el trayecto tenga que hacer toda la fuerza que le sea posible, sin olvidarse de reservar la capacidad necesaria para acelerar la presión al máximo hacia arriba hasta la última repetición.

Del resto de ejercicios 2, 3, 4 y 5, y siempre manteniendo el ritmo previsto para el ejercicio 1, realice sólo 3 o 4 series aunque las lleve a cabo con el ritmo ya aprendido en la fase de capacitación, o en los primeros días de entrenamiento para la fase de coordinación.

Duración del programa

Como ya hemos mencionado, la fase del entrenamiento de la coordinación en su totalidad dura dieciséis días, dispuestos de tal modo que a cada día de actividad le sigue uno de descanso. En resumen, el entrenamiento propiamente dicho dura solamente ocho días, durante los cuales puede recurrir otra vez a la tabla de entrenamiento para registrar su trabajo. De esta manera verá más claramente sus progresos.

Plan y tabla de entrenamiento

En los recuadros de la tabla marque el número total de series para cada ejercicio, las repeticiones de series y el peso de ejercicios (ver esquema de la página 91).

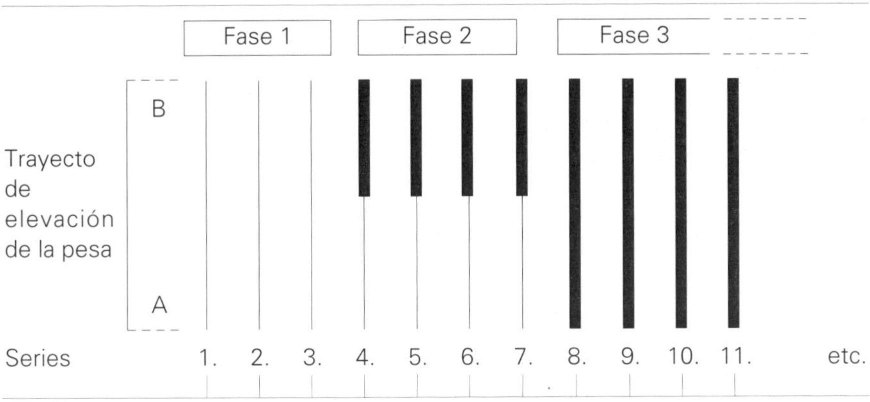

Método del entrenamiento de coordinación (sólo para el ejercicio 1)

A = principio del movimiento ascendente (brazos flexionados)

B = fin del movimiento ascendente (brazos extendidos).

I = movimiento a ritmo tranquilo y regular.

■ = fuerte aceleración (alta velocidad).

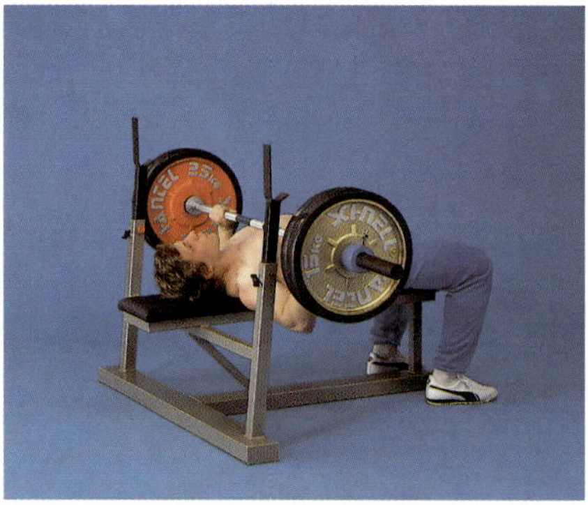

A = Principio del movimiento ascendente

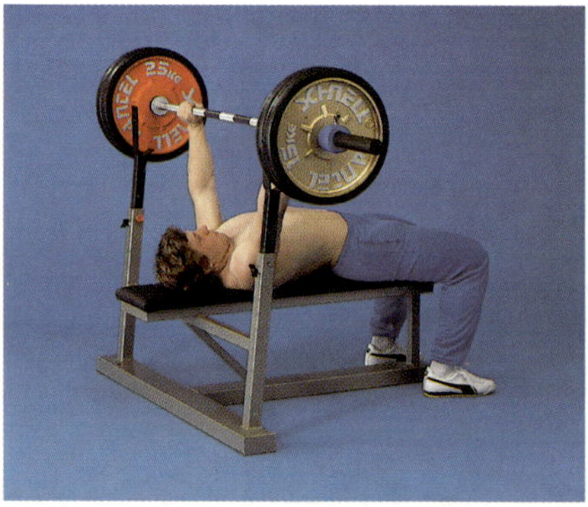

B = Fin del movimiento ascendente

Ejemplo de entrenamiento para el primer día

Ejercicio 1: 5 series de 8 repeticiones cada una, con 40 kg. Resultado: 5 x 8 x 40 = 1.600 kg

Ejercicio 2: 3 series de 7 repeticiones cada una, con 35 kg. Resultado: 3 x 7 x 35 = 735 kg, etc.

En el caso de que necesite más espacio en la tabla, por ejemplo para anotar más cantidad de repeticiones en cada serie, confeccione una más amplia siguiendo el mismo esquema. Así dispondrá siempre de una visión general que abarque el desarrollo de cada serie, el incremento de las repeticiones y los progresos en su entrenamiento, los ejercicios por separado y la carga global (o sea, la suma de entrenamiento para los cinco ejercicios).

Piense usted que la fase de coordinación es en realidad tan corta, con sus ocho días de entrenamiento, que cada uno de ellos tiene la misma importancia, y cada ejercicio, cada serie de repeticiones, cada repetición en sí misma deben realizarse a conciencia y con la máxima concentración.

Día de la semana	Día de entrenamiento	Ejercicios					Total
		1	2	3	4	5	
1.	1.						
2.	descanso						
3.	2.						
4.	descanso						
5.	3.						
6.	descanso						
7.	4.						
8.	descanso						
9.	5.						
10.	descanso						
11.	6.						
12.	descanso						
13.	7.						
14.	descanso						
15.	8.						
16.	descanso						

Tabla de entrenamiento.

Ejercicios para la coordinación

Ejercicio 1

De espaldas sobre el banco, con el cuerpo horizontal y agarre medio (del ancho de los hombros). Recomendación: de 6 a 15 series.
Efecto: igual carga sobre los tríceps extensores del brazo, los músculos pectorales y la parte anterior del músculo deltoides.

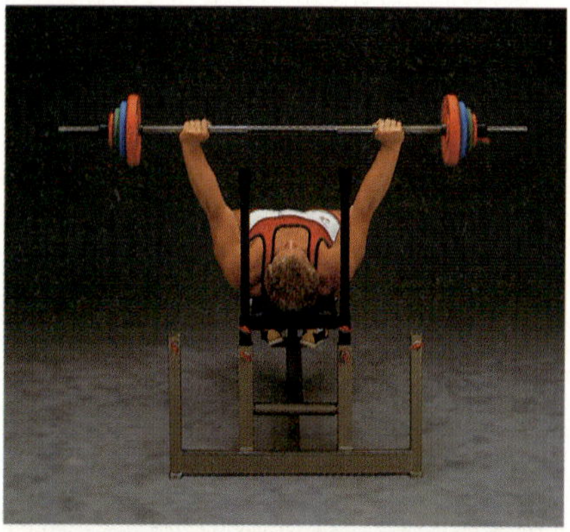

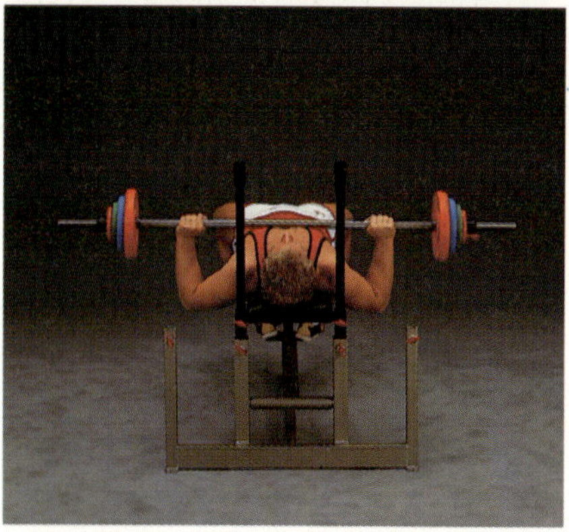

Ejercicio 2

De espaldas sobre el banco, con el cuerpo horizontal y agarre amplio.
Recomendación: de 2 a 4 series.
Efecto: intensivo sobre los músculos pectorales.

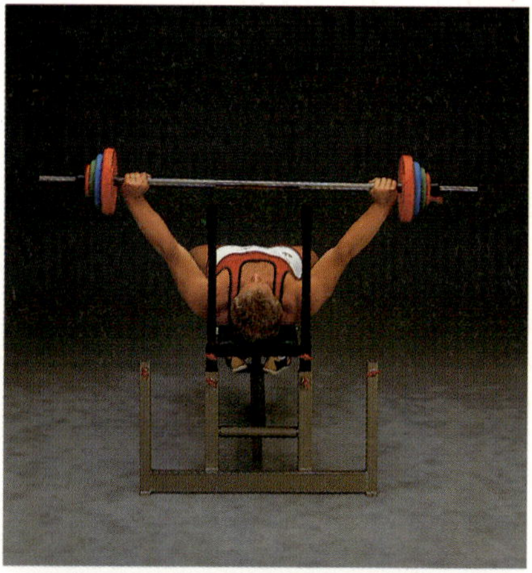

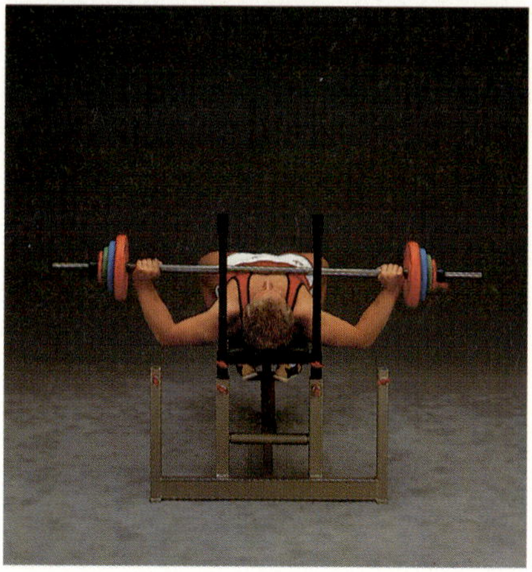

Ejercicio 3

De espaldas sobre el banco, con el cuerpo horizontal y agarre estrecho.
Recomendación: de 2 a 4 series.
Efecto del ejercicio: intensivo sobre los tríceps y el músculo deltoides.

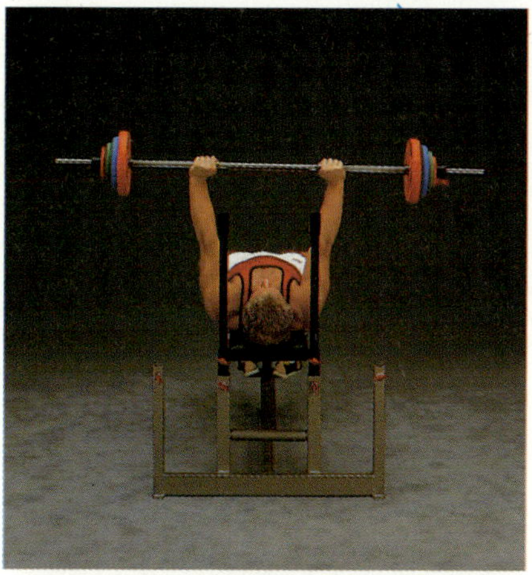

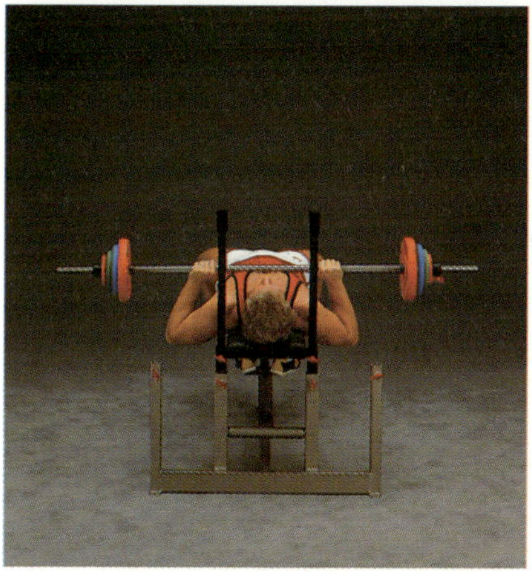

Ejercicio 4

De espaldas sobre el banco, con el tronco más elevado que las caderas y agarre intermedio.
Recomendación: de 2 a 4 series.
Efecto: intensivo sobre la parte superior de la musculatura pectoral.

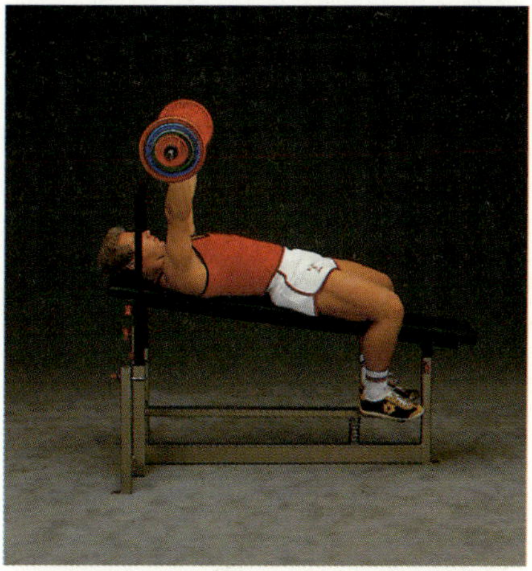

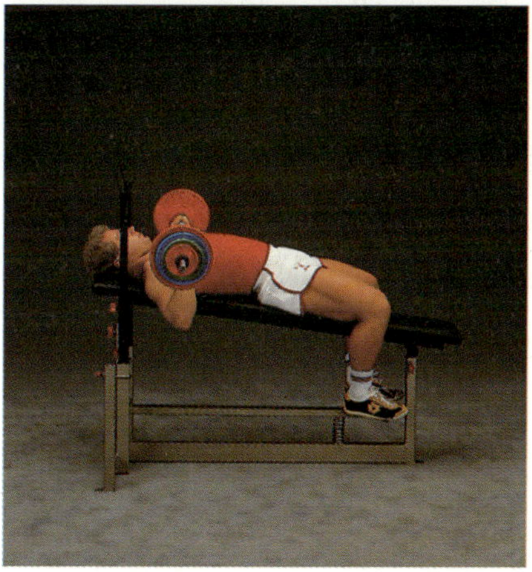

Ejercicio 5

De espaldas sobre el banco, con el tronco más bajo que las caderas y agarre medio.
Recomendación: de 2 a 4 series.
Efecto del ejercicio: intensivo sobre la parte inferior de la musculatura pectoral.

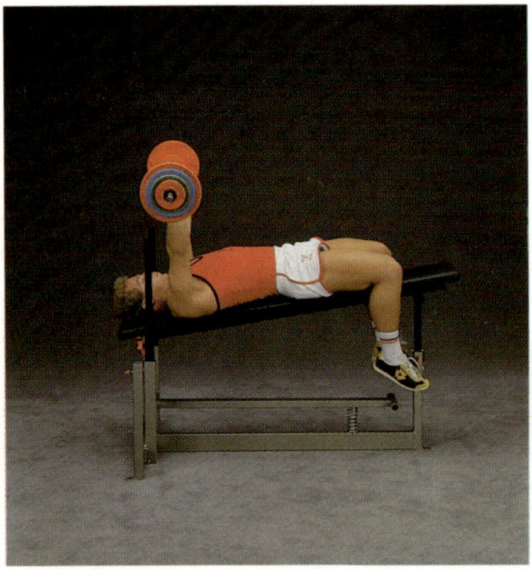

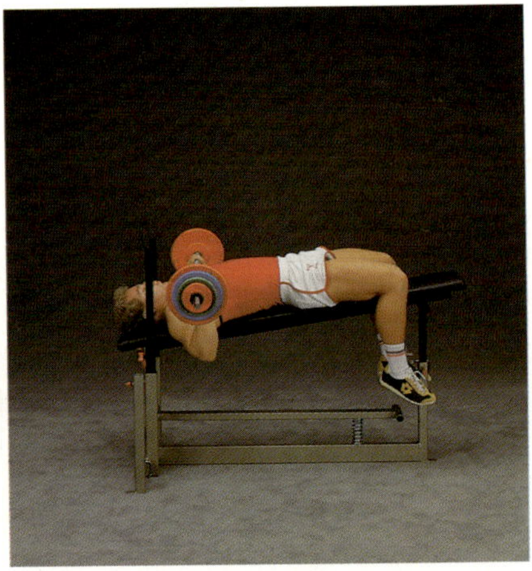

Entrenamiento de competición

Esta etapa del entrenamiento sirve, como su nombre indica, para tomar parte en competiciones. Nuestro objetivo en este caso es capacitarle para que obtenga el máximo rendimiento con los levantamientos de pesas en el banco de ejercicios.

Cuando llegue la hora de la verdad, no habrá motivos para temerla si ha practicado correcta y regularmente todos los ejercicios de capacitación y coordinación. En este caso, nada puede salir mal.

Tras una pausa de dos días ya se encontrará lo suficiente descansado para dedicarse plenamente a la tercera etapa del entrenamiento, el trabajo con vistas a la competición.

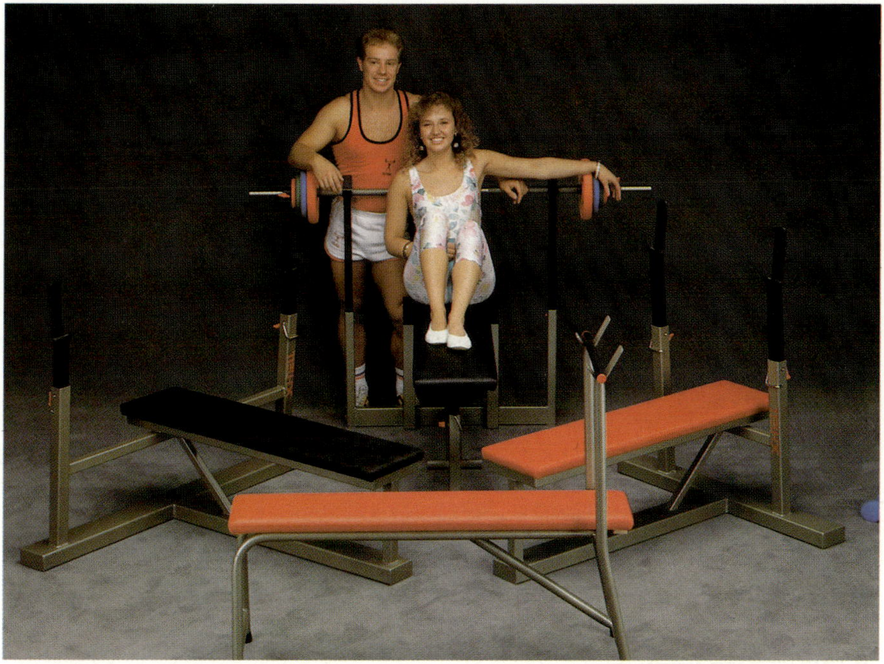

Aparatos y ejercicios

Los aparatos incluyen los del entrenamiento de coordinación, es decir, un banco acolchado, con soportes para la carga y pesas largas de ejercicios con sus discos de peso.

En el caso particular del banco de presión, puede elegir entre cuatro posibilidades distintas:

- –banco pequeño, con apoyo regulable (delante)
- –banco especial, modelo pequeño (derecha)
- –banco especial, modelo grande (izquierda)
- –banco grande de entrenamiento, para más de diez posibilidades diferentes de ejercicio (detrás)

De momento sólo se entrenará de espaldas y con el cuerpo en posición horizontal, postura en la que se realizan los ejercicios de levantamiento de pesas que satisfacen las demandas de la competición.

Duración del programa

A este entrenamiento de competición se dedica un período de diez días, en los que el ritmo es de dos días de descanso tras uno de entrenamiento. Es decir, se entrena sólo cuatro días de cada diez, y el cuarto y último día debería ser precisamente el de la misma competición, en la cual deberá demostrar un mayor rendimiento que al principio (ver cuadro).

Desarrollo del programa

Puesto que en este programa de entrenamiento para la competición utilizamos un método completamente nuevo, cada día de trabajo debe ser descrito con extrema precisión.

total días	1.	2. 3.	4.	5. 6.	7.	8. 9.	10.
días de	1.		2.		3.		4.
entrenamiento		pausa		pausa		pausa	

Plan de entrenamiento para competición.

Primer día de entrenamiento

Elija para hoy un peso mediano de entrenamiento, que pueda ser movido en tres series de entre 6 y 8 repeticiones, con un ritmo tranquilo y regular.

Para las series 4 y 5 aumente un poco la carga y disminuya a la vez a 4 o 6 la cantidad de repeticiones por serie. Puede imprimir un poco más de aceleración al movimiento.

En las series 6 y 7 acelere un poco y seleccione una carga mayor; la cantidad de repeticiones, por otra parte, se reducirá a 3 o 4.

A partir de la serie 8, elija un peso que pueda ser movido como máximo 2 veces, que le obligue a emplear toda su fuerza en la ejecución de estas series con dos repeticiones. Continúe a partir de aquí con este peso, siempre en series de dos repeticiones. Ejecute tantas series como le permitan sus reservas de energía. Entre los ejercicios, como en el entrenamiento de coordinación, descanse de 2 a 3 minutos para recuperarse. De acuerdo con este principio, haga 5, 8, 10 o más series, las que pueda mientras dure su sensación de bienestar y lo permitan su energía y su ambición...

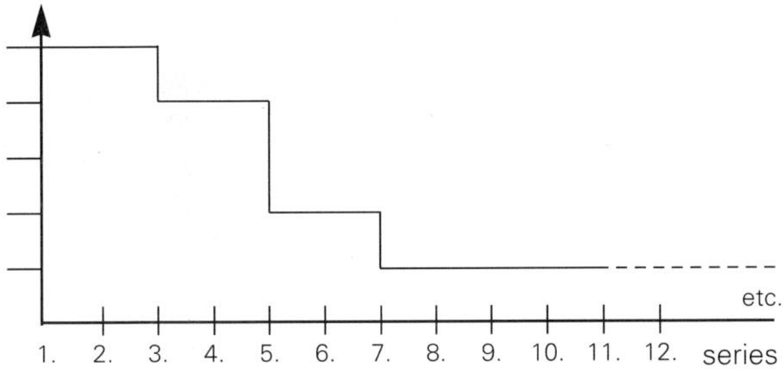

Descenso del número de repeticiones dependiendo del aumento del número de series.

Segundo día de entrenamiento

Tras dos días de descanso viene el segundo día de entrenamiento. En el desarrollo del trabajo, no se diferencia mucho del primero, aunque los pesos pueden (aunque no es necesario) ser un poco más elevados. Para comprender mejor la relación entre la reducción de repeticiones y el aumento en la cantidad de series en los nuevos métodos de entrenamiento (incremento en el peso con variación simultánea en el ritmo de trabajo), observe los dos gráficos siguientes:

Tercer día de entrenamiento

En el tercer día de entrenamiento debe moderarse en el esfuerzo, y realizar solamente una repetición con peso incrementado, después de hacer un precalentamiento de 6 a 8 repeticiones para cada uno de las tres primeras series. Por otra parte, no debe alcanzar el peso límite de su capacidad individual.

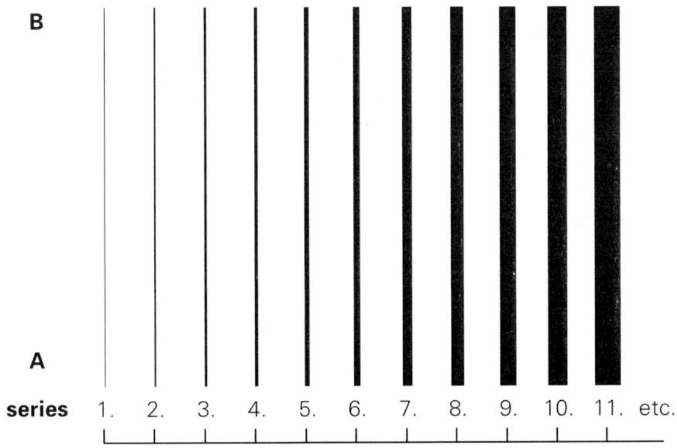

Método de ejercicios de la tercera parte (entrenamiento técnico y de competición).

A = Principio del movimiento ascendente (brazos flexionados).

B = Final (brazos extendidos)

Cuarto día de entrenamiento

En este cuarto día verá recompensado su esfuerzo en el entrenamiento concentrado que ha realizado hasta el momento: hoy deberá y podrá intentar alcanzar un récord para comprobar cuánto ha mejorado realmente su capacidad individual de rendimiento. Sin duda alguna recibirá una grata sorpresa.

También en este caso le recomendamos que tome nota en el cuadro siguiente de sus progresos, entre otras cosas para poder reconocer y evitar la repetición de errores en los puntos débiles del entrenamiento.

Y si aún no está conforme con su rendimiento en los ejercicios de banco y desea llegar todavía más lejos hasta hallar el límite de su capacidad, puede, tras un par de días de merecido descanso, recomenzar con el mismo programa, esta vez con un nivel aún más exigente que el anterior... O, para introducir algo de variedad, dedíquese a alguno de los dos programas de rendimiento que exponemos a continuación, por ejemplo, para mejorar la capacidad de sus piernas.

días de entrenamiento	series		
	1	2	3
1			
2			
3			
4			

Días de entrenamiento para competición.

Piernas bien formadas y aptas para el rendimiento

Segundo programa de rendimiento

El segundo programa de rendimiento que le presentamos tiene muchas virtudes prácticas, por lo que se recomienda no solamente a los deportistas de alto rendimiento, sino también y en primer lugar a todas aquellas personas que quieren vivir, trabajar y disfrutar del ocio en forma sana y con el máximo bienestar.

La rodilla es una de las más importantes, si no la más importante, de todas las articulaciones de nuestro cuerpo. Reconoceremos su importancia si pensamos que es justamente en esta articulación donde actúan los músculos más grandes y fuertes de nuestro cuerpo. Una articulación rotuliana estable, con músculos adaptados a su función y que permitan un perfecto movimiento de flexión-extensión sobre la misma, tiene un papel importantísimo tanto en la vida diaria como en la vida deportiva.

Tanto es así que no hay disciplina deportiva que no exija un gran esfuerzo de las piernas y de las rodillas en especial. En muchas disciplinas, esta articulación ha alcanzado por desgracia bastante popularidad, ya que en ella muy a menudo se localizan heridas y lesiones derivadas de la práctica del deporte. Cada vez oímos mencionar más a menudo, referidos a accidentes de esquí y a lesiones en el fútbol o el tenis, conceptos como rotura de menisco, lesión de la cápsula articular o inflamación de los tendones rotulares. También entre los aficionados al deporte suelen ser frecuentes las distensiones musculares o las heridas directas. Entonces, ¿cómo puede uno protegerse frente a desagradables sorpresas en esta región del cuerpo? ¿Cómo pueden hacerse descender hasta niveles aceptables, si no desaparecer, los riesgos que comporta el esquí, la carrera a campo traviesa, el balonvolea, el *jogging* o el tenis? Dejando aparte las posibilidades que ofrecen el calzado especial, los protectores de la tibia y de la rodilla, acolchados y elásticos, existen otras posibilidades de protegerse naturalmente.

Por ejemplo, un entrenamiento preventivo de la musculatura de la pierna en su conjunto, es decir, un entrenamiento de los ligamentos que a manera de lazos rodean y mueven la articulación rotular, y el desarrollo preventivo en la capacidad de estos músculos pueden evitar muchos gastos en escayolas, ungüentos, inyecciones, vendajes y muletas.

Si tiene interés en mantener fuertes los muslos y la musculatura de las caderas, si prefiere subir las escaleras antes que utilizar el ascensor y desea emprender las vacaciones en perfecta forma física o, lo que es más importante, sentirse bien y apto en la vida cotidiana, en cualquiera de esos casos y en muchos otros más, el siguiente programa es precisamente lo que andaba buscando.

Dicho sea de paso, también en este entrenamiento tendrá la oportunidad de reconocer objetivamente los progresos que vaya realizando.

Le ofrecemos tres interesantes pruebas: los ejercicios de flexión de rodillas, salto de altura y de longitud sin impulso (ver páginas 121-122).

Del mismo modo que el primer programa de rendimiento con levantamiento de pesas en el banco, este programa para la mejora y el desarrollo de las piernas está dividido en tres partes, ciclos o fases de entrenamiento:

Entrenamiento de capacitación

Para mejorar la capacidad de almacenamiento de energía de los músculos aislados.

Entrenamiento de coordinación

Para mejorar la interacción de los músculos aislados, las vías de comunicación nerviosas y su control central, el cerebro.

Entrenamiento técnico y/o de competición.

Comprobará, con el auxilio de dos ejercicios de prueba, el incremento en la capacidad de trabajo de los músculos de las piernas.

No repetiremos las explicaciones que ya dimos en el primer programa de rendimiento acerca de las tres fases de trabajo. Las encontrará en el apartado dedicado al levantamiento de pesas.

Antes de iniciar los ejercicios y el programa de entrenamiento, le daremos algunas nociones de anatomía que sirvan para conocer los músculos que tienen mayor importancia para los movimientos de flexión y extensión de las piernas.

Entrenamiento de capacitación

La finalidad del entrenamiento de capacitación es el aumento de las reservas de energía.

Flexión de las rodillas:
principales músculos implicados.

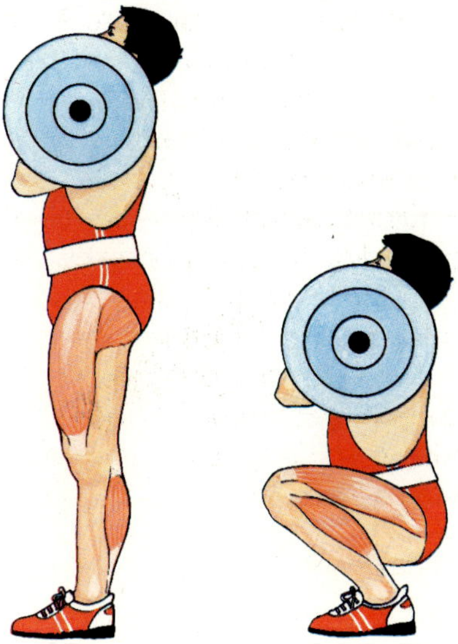

De pie En cuclillas

Aparatos

A continuación le presentamos tres posibilidades alternativas a la hora de escoger una carga adicional para esta primera fase del entrenamiento:

Aparatos de entrenamiento tradicionales

Se requieren dos mancuernas o pesas cortas, una pesa larga con discos intercambiables, un cinturón o una correa de cuero y un banco de entrenamiento apropiado

Si dispone de estos aparatos, puede entrenarse con el segundo programa de trabajo de rendimiento sin tener que salir de casa (ver fotografía en la página siguiente).

Máquinas de entrenamiento modernas

Necesita un flexor/extensor de piernas, una máquina para trabajar las caderas y otra para ejercitar las pantorrillas estando sentado.

Si tiene cerca de su casa un centro deportivo o un gimnasio, conviene que lo visite (ver fotografía en la parte inferior de la página 102).

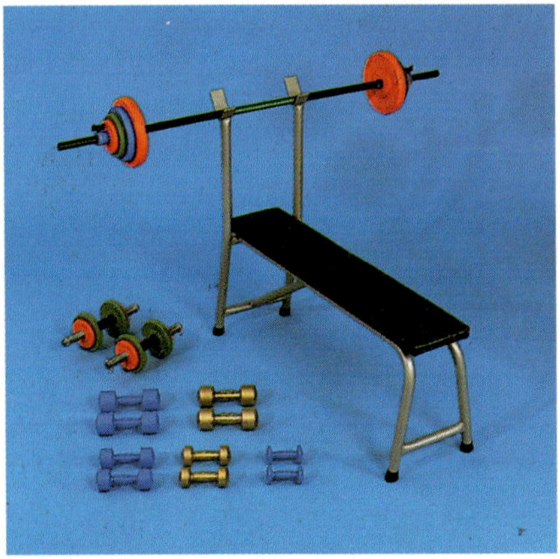

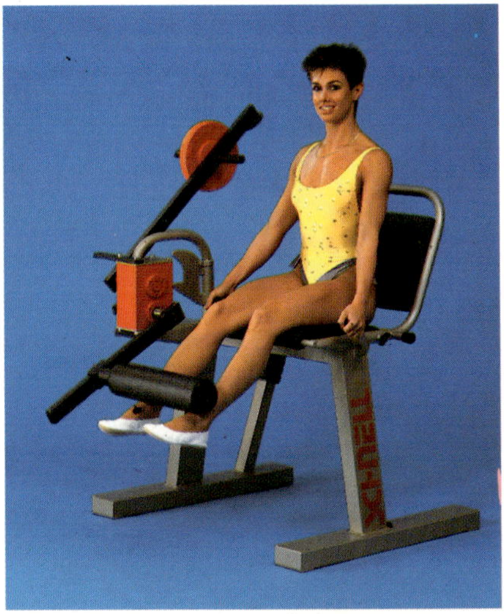

Aparatos de multientrenamiento combinados

Estos aparatos tienen la ventaja de que permiten realizar, mediante un sistema variable y compacto, ejercicios monoarticulares no sólo para los pies, rodillas y cintura, sino también para la espalda y el abdomen, los hombros, el pecho y los brazos (como en el caso del primer programa de rendimiento de levantamiento de pesas en el banco). Son adecuados para ejercitar con fines específicos prácticamente cualquiera de los músculos del cuerpo. Si no tiene acceso a un club deportivo en donde tenga libre acceso a un equipo como el que aparece en la fotografía de la página siguiente, quizás sea conveniente que lo adquiera: no requiere mucho espacio (unos 2 m^2), es de fácil mantenimiento, posee una gran estabilidad y una larga vida útil, y el precio es bastante asequible para el bolsillo familiar.

Según cuál seael aparato que elija o tenga a su disposición, deberá seguir una u otra de las tres explicaciones de los programas de ejercicios para el primer ciclo de entrenamiento. En las tres variantes de ejercicios trabajaremos exactamente los mismos músculos principales y auxiliares.

Antes de comenzar seriamente con el segundo programa de rendimiento dirigido a ejercitar las piernas para que estén sanas y sean aptas para el trabajo, sería interesante que conociera el nivel exacto de rendimiento que tiene en el momento actual, es decir, justamente antes de iniciar el entrenamiento.

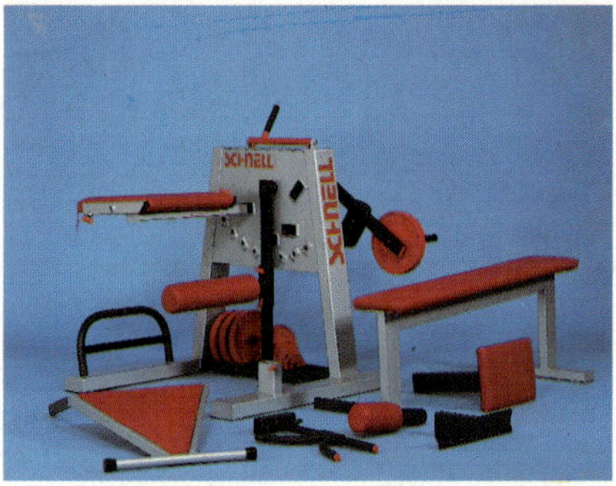

Le recomendamos que se someta a la sencilla prueba de los tres ejercicios: flexiones de rodilla con un peso en la nuca, salto de altura y salto de longitud sin carrera.

Anote la hora en que ha iniciado los ejercicios. Es un dato importante para poder medir con precisión el resultado obtenido una vez concluido el programa, independientemente de que se note a simple vista en las piernas. La descripción pormenorizada de cada uno de los ejercicios aislados, así como los datos técnicos más importantes para su correcta realización, pueden encontrarse en las páginas 119-122.

Desarrollo del programa

Si ha decidido utilizar los pequeños aparatos tradicionales, el programa es equivalente al de la primera etapa del programa de rendimiento de levantamiento de pesas en el banco (páginas 75-78).

El número de series y repeticiones, el ritmo de los ejercicios, la carga de entrenamiento y la duración del programa también son iguales y pueden por tanto aplicarse a este programa sin ningún problema.

Cómo sujetar la carga:

Carga añadida para los ejercicios de piernas.

Necesitará tan sólo un cinturón o una correa de cuero con hebilla y unas mancuernas o unas pesas cortas. Las fotografías siguientes indican claramente la manera de asegurar la carga sin problemas a la articulación del pie.

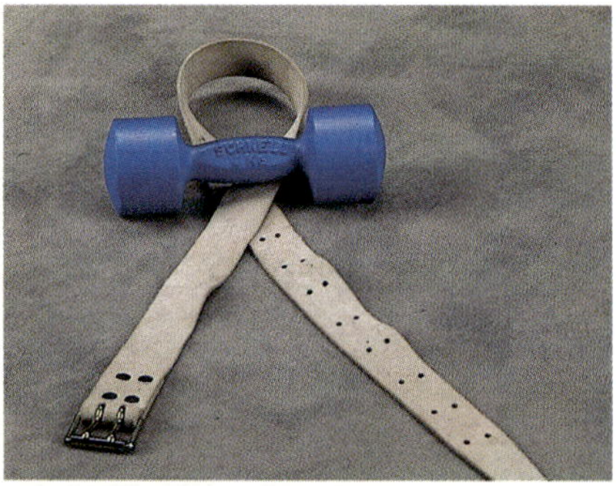

Primer paso

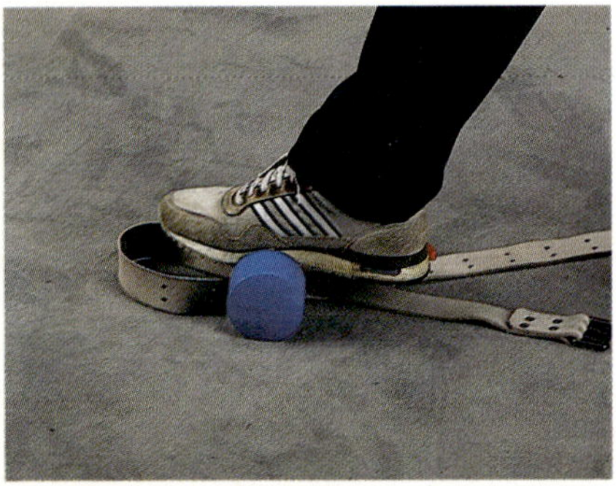

Segundo paso

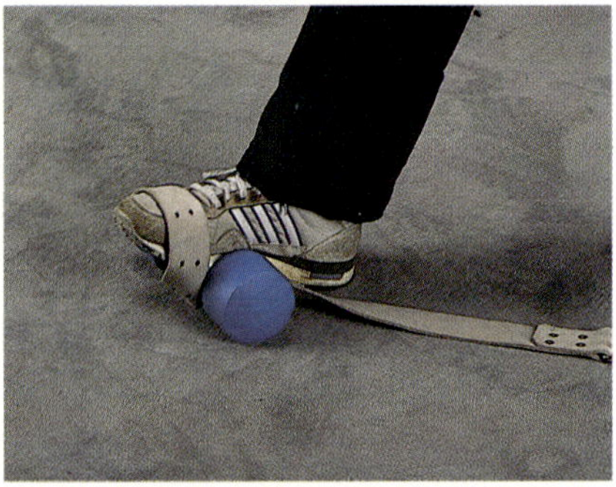

Tercer paso

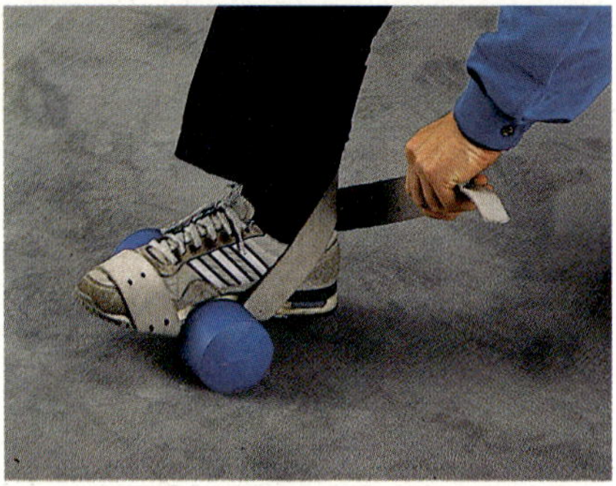

Cuarto paso

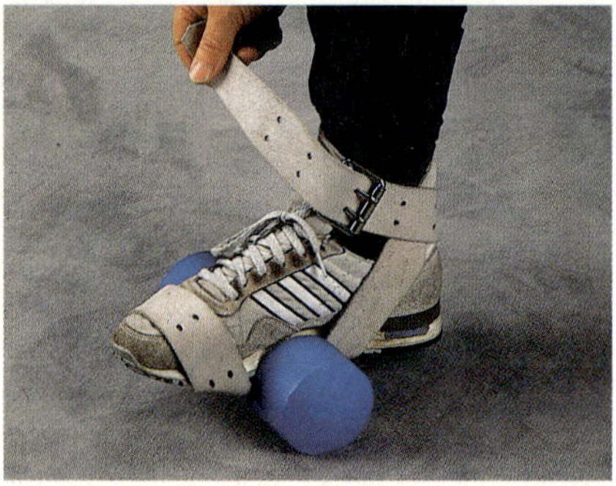

Quinto paso

Ejercicios de capacitación

En los ejercicios de capacitación se presentan, como ya hemos dicho, diversas variantes en función de os aparatos de entrenamiento utilizados.

Aparatos de entrenamiento tradicionales

Ejercicio 1

Extensión de la pierna y flexión de la rodilla

Bajo el puente del pie se ata una mancuerna o una pesa corta mediante una correa de cuero o un cinturón (ver página anterior).
Siéntese y levante la pierna hasta formar una línea recta con el muslo y vuelva a la posición de partida. Haga el mismo ejercicio con la otra pierna.
Efecto principal: extensor cuádriceps del fémur y tensor conector del mismo.

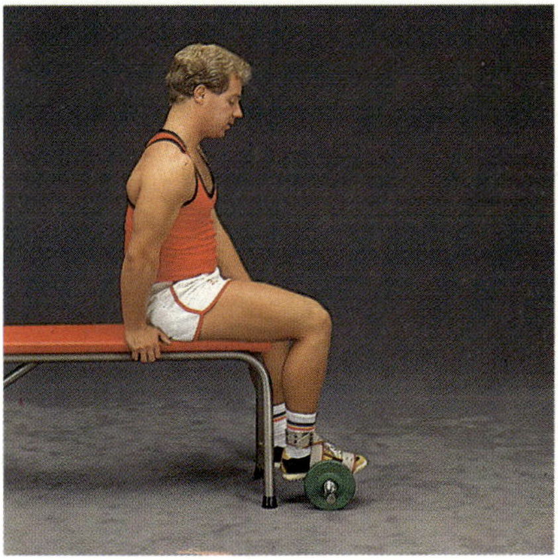

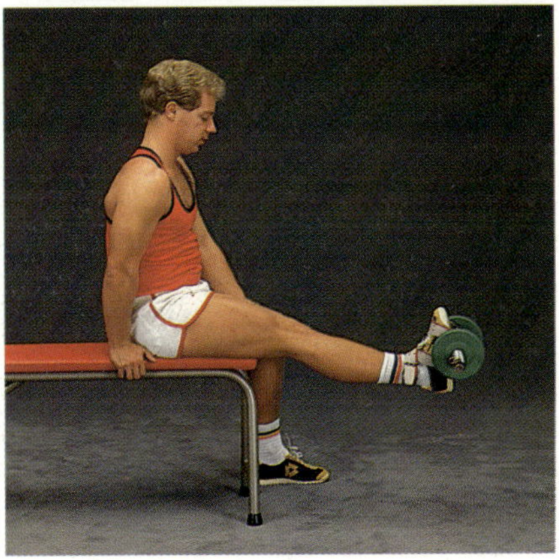

Ejercicio 2

Extensión de la pierna y flexión de la rodilla

Tiéndase boca abajo sobre un banco, de tal modo que las piernas sobresalgan por abajo. En el pie de la pierna que ha de trabajar debe llevar atada una mancuerna o pesa corta. Flexione la pierna derecha a partir de la posición extendida horizontal, en dirección a los glúteos. A continuación, hágalo con la pierna izquierda. El ejercicio también puede ser realizado de pie. Efecto principal: músculos bíceps femoral, semitendinoso y semimembranoso, y músculos auxiliares (gemelos, sóleo, poplíteo y plantar).

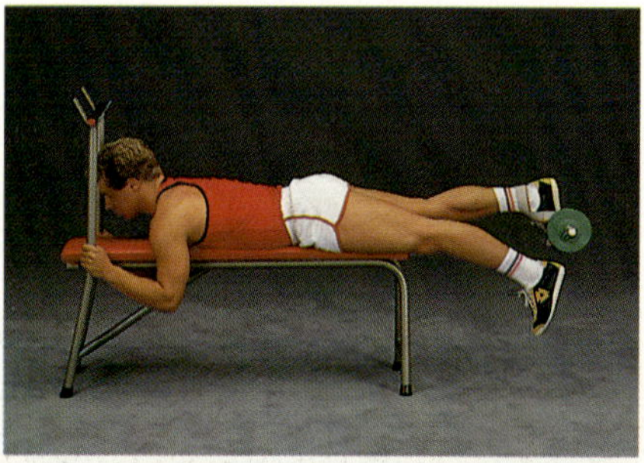

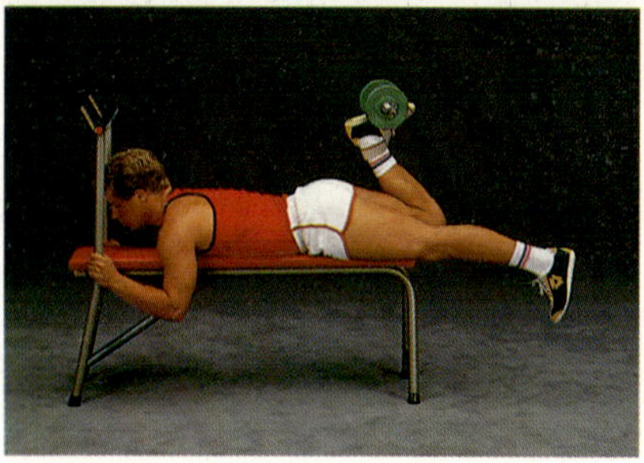

Ejercicio 3

Elevación del muslo flexionando la articulación de la cadera

La pierna de apoyo descansa sobre un suplemento elevado con respecto al piso. La otra pierna lleva unas pesas cortas sujetas a la articulación del pie. Con el tronco vertical y las manos apoyadas en el respaldo de un banco de entrenamiento, levante la rodilla hasta más allá de la horizontal y retorne a la posición de partida. Efecto principal: músculos flexores del muslo (recto femoral, pectíneo, bíceps femoral) y otros músculos auxiliares.

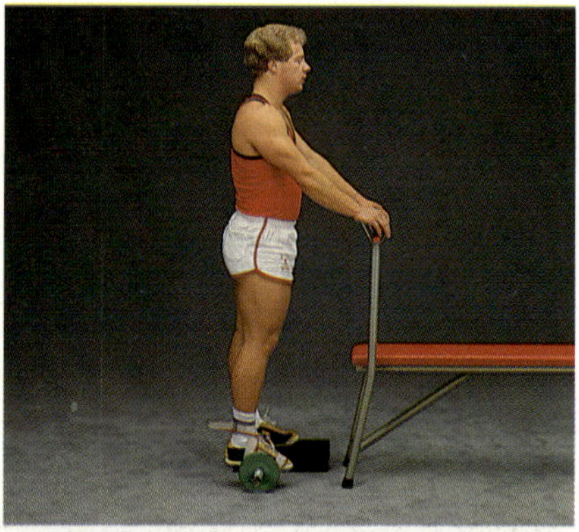

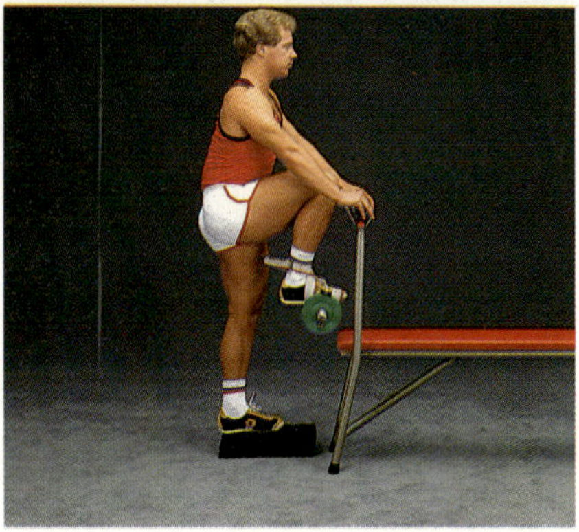

Ejercicio 4

Retroceso de la pierna flexionando la articulación de la cadera

Al igual que en el ejercicio anterior, la pierna de apoyo descansa sobre un suplemento elevado con respecto al piso y la otra tiene unas mancuernas o unas pesas cortas sujetas al pie. El tronco debe estar levemente inclinado hacia adelante y las manos apoyadas en el respaldo de una silla o sobre un banco. Lleve hacia atrás la pierna completamente extendida hasta alcanzar la horizontal. Cambie de pierna.
Efecto principal: músculos extensores del glúteo (mayor, medio y menor), músculos auxiliares (cabeza larga del bíceps femoral, semitendinoso, aductor mayor, cuadrado femoral, pectíneo, semimembranoso y piriforme).

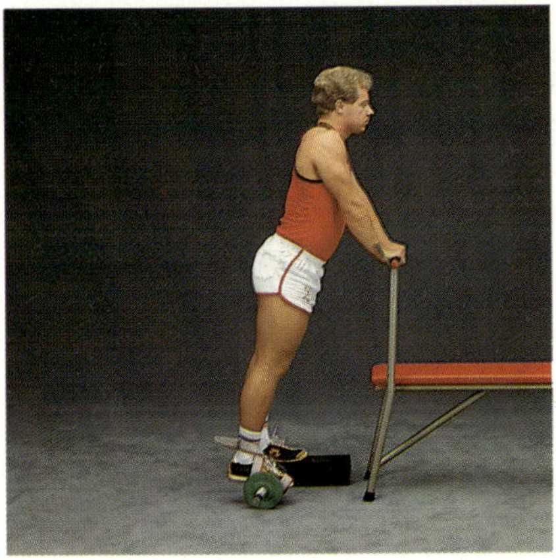

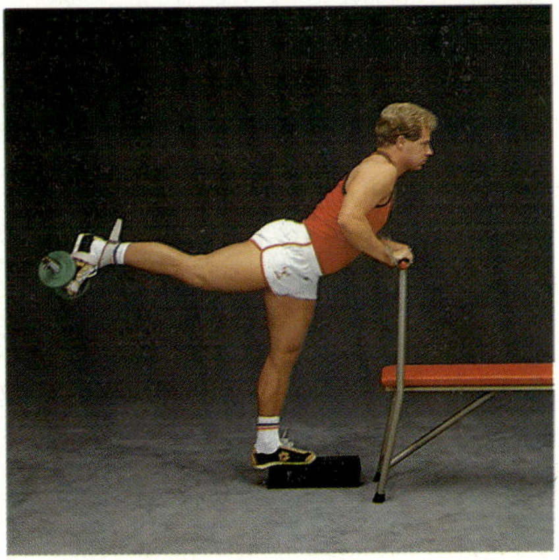

Ejercicio 5

Flexión de la pierna extendida hacia dentro desde la articulación de la cadera

La pierna de apoyo descansa sobre un suplemento elevado con respecto al piso. El otro pie lleva sujetas unas mancuernas o unas pesas cortas. Las manos se apoyan en el respaldo de una silla o de un banco y la pierna se extiende en diagonal hacia fuera (posición de partida). Dirija la pierna flexionada hacia dentro, rebase la pierna de apoyo y vuelva nuevamente a la posición de partida. Cambie de pierna. Efecto principal: aductores (a. mayor, tensor de la fascia lata, glúteo mayor, cuadrado femoral, semitendinoso, sartorio, iliopsoas).

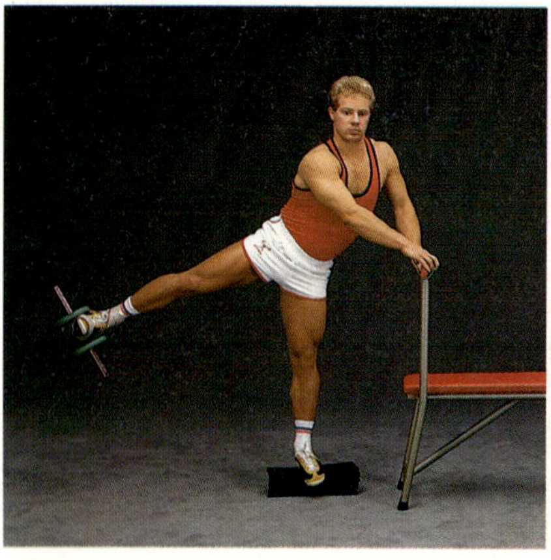

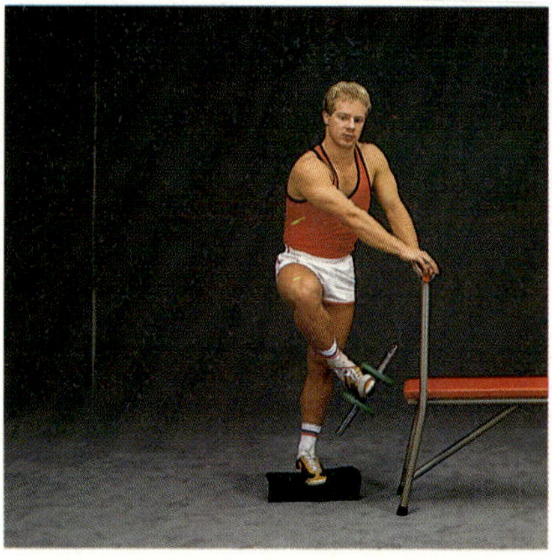

Ejercicio 6

Elevación lateral de la pierna desde la articulación de la cadera

La pierna de apoyo reposa sobre un suplemento elevado con respecto del nivel del piso. La otra lleva unas mancuernas o unas pesas cortas atadas en el pie correspondiente. El cuerpo se coloca de medio lado y las manos se apoyan en el respaldo de una silla o sobre un banco. Eleve lateralmente la pierna extendida hasta la horizontal y vuelva a la posición inicial. Cambie de pierna.
Efecto principal: abductores (glúteos mayor, medio y menor). Otros músculos: iliopsoas, piriforme, cuadrado femoral y pectíneo.

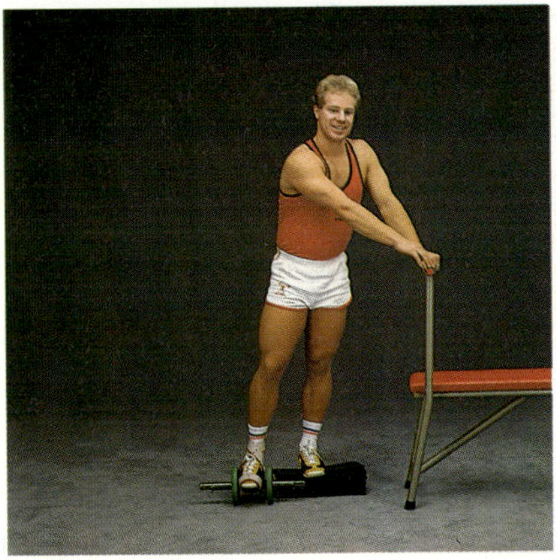

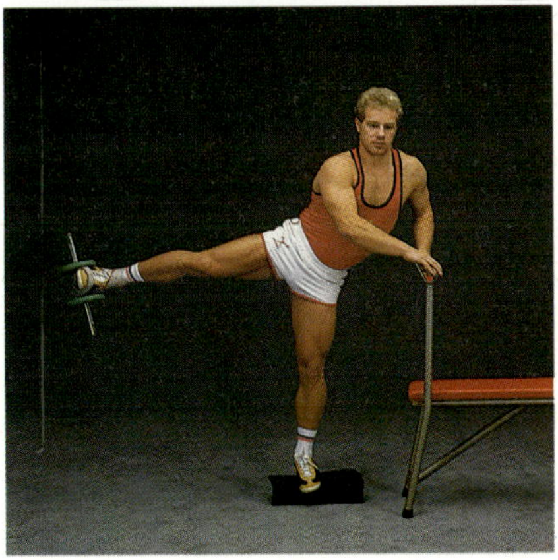

Ejercicio 7

Extensión del pie

Movimientos de extensión y estiramiento del pie. De pie, con el extremo anterior del pie apoyado sobre un suplemento elevado con respecto al suelo. El mismo peso del cuerpo hace de carga. Trabaje alternadamente con los dos pies. El mismo ejercicio puede realizarse en posición sentada y con ambas piernas a la vez.
Efecto principal: gemelos de la pantorrilla, plantar delgado, flexor común de los dedos, tibial posterior, peroneos laterales, poplíteo y sóleo.

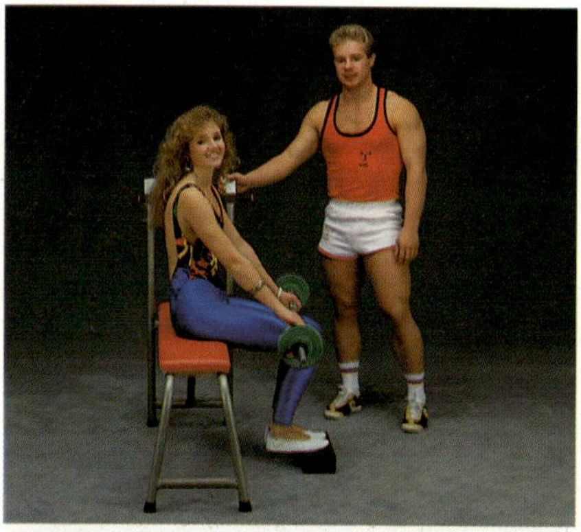

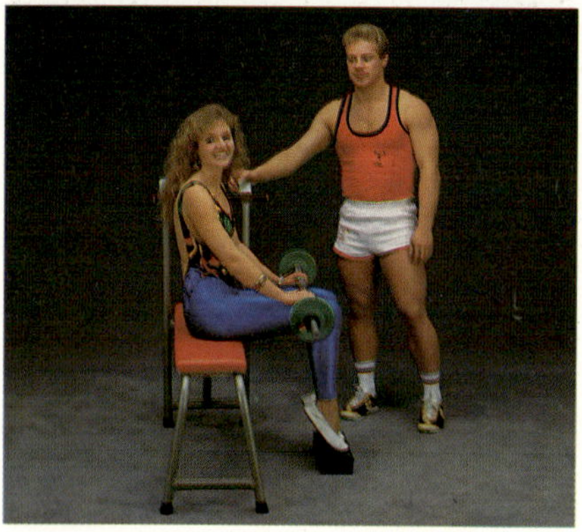

Ejercicio 8

Flexión del pie

Movimientos de flexión y estiramiento de ambos pies, con los talones elevados y el cuerpo sentado sobre un banco o silla. Se apoyan los talones sobre una base elevada del nivel del suelo y una pesa de ejercicios sobre las rodillas sirve de carga de trabajo.
Efecto principal: músculo tibial anterior, flexor del dedo grueso y flexor común de los dedos.

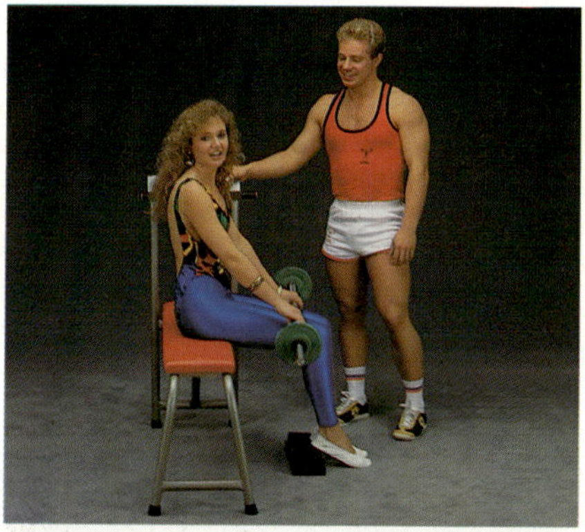

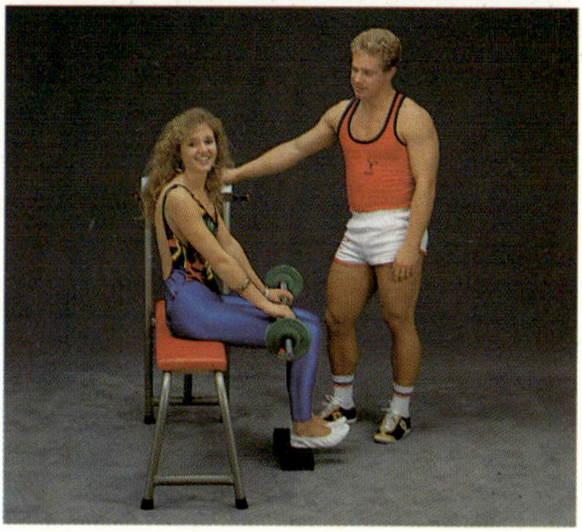

Máquinas modernas de entrenamiento

El desarrollo tecnológico no se ha olvidado del deporte. Tanto es así que tenemos a nuestra disposición muchas máquinas modernas de entrenamiento que permiten trabajar sobre músculos aislados o sobre grupos musculares. La construcción de estos aparatos es muy diversa, y se basa a menudo en principios mecánicos como las excéntricas, las poleas con aparejos de cuerda, la hidráulica, los engranajes, etc. Un ejemplo de sistema basado en engranajes son las llamadas máquinas de entrenamiento *synchron,* en las que la carga se adapta automáticamente a la curva de fuerza del músculo durante el ejercicio. Presentaremos un programa de trabajo adecuado para la primera parte del entrenamiento de capacitación, que visto desde el aspecto constructivo es casi idéntico a los ocho ejercicios que acabamos de estudiar. Gracias a las máquinas modernas el efecto de entrenamiento alcanzado es muy superior al que se puede obtener mediante los aparatos de fuerza tradicionales. A continuación le damos algunas indicaciones para entrenarse con estos aparatos.

Ritmo de ejercitación

Todos los ejercicios deben realizarse lenta y uniformemente, sin pausas al principio ni al final de cada movimiento. La velocidad de trabajo será de entre 15 y 25 repeticiones por minuto.

Series y repeticiones

Los ejercicios se hacen en series, que son un cierto número de repeticiones sin interrupción. Los principiantes deberían ejecutar de 2 a 3 series por ejercicio y aumentar más adelante el número hasta hacer entre 4 y 8.

Carga

La primera serie de cada ejercicio debe ser realizada siempre con una carga restringida, para permitir que entren en calor los musculos y articulaciones, mientras que, en las series posteriores, la carga apropiada vendrá determinada por el cansancio de los músculos activos al término de las repeticiones propuestas. El incremento de la carga no es tan importante como el aumento del número de series. La forma de realizar los ejercicios y las cantidades recomendadas de repeticiones por cada serie valen también para la tercera posibilidad, es decir, para los ejercicios combinados del aparato de multientrenamiento.

Ejercicio 1

Extensión de la pierna en posición sedente

Centro de rotación: articulación rotular
Número recomendado de repeticiones por serie: 15-30.

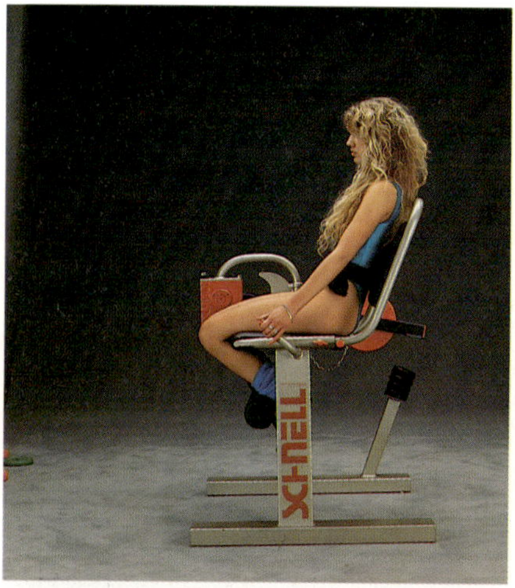

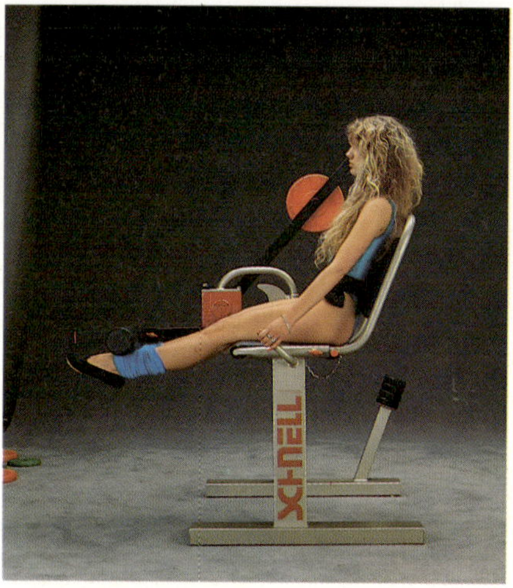

Ejercicio 2

Flexión de piernas en posición yacente

Centro de rotación: articulación de la cadera
Número recomendado de repeticiones por serie: 15-30.

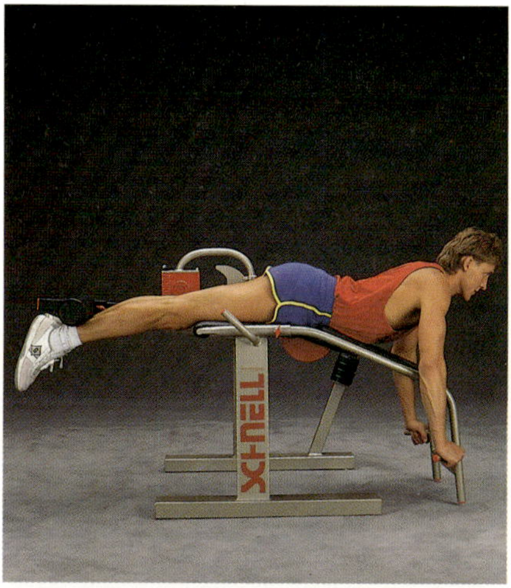

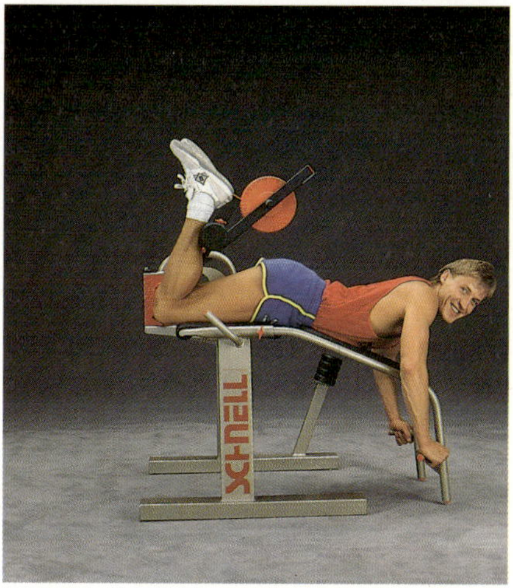

Ejercicio 3

Elevación de piernas en posición vertical

Centro de rotación: articulación de la cadera.
Número de repeticiones por serie: 8-15.

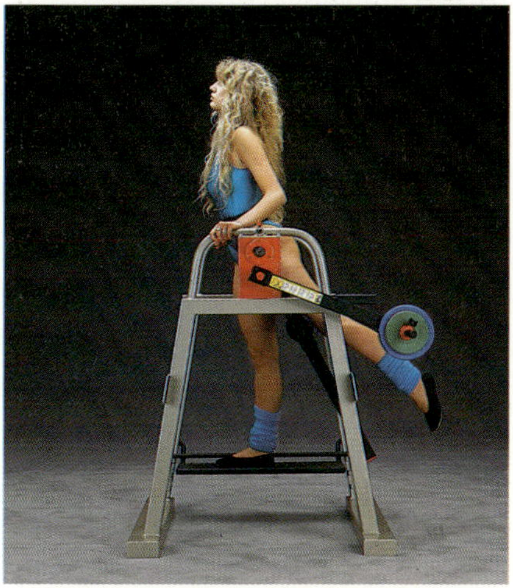

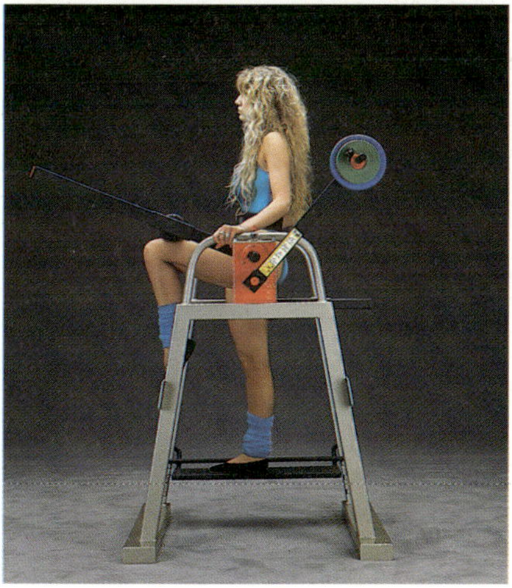

Ejercicio 4

Elevación de las piernas flexionadas en posición yacente (o vertical)

Centro de rotación: articulación de la cadera.
Número recomendado de repeticiones por serie: 10-50.

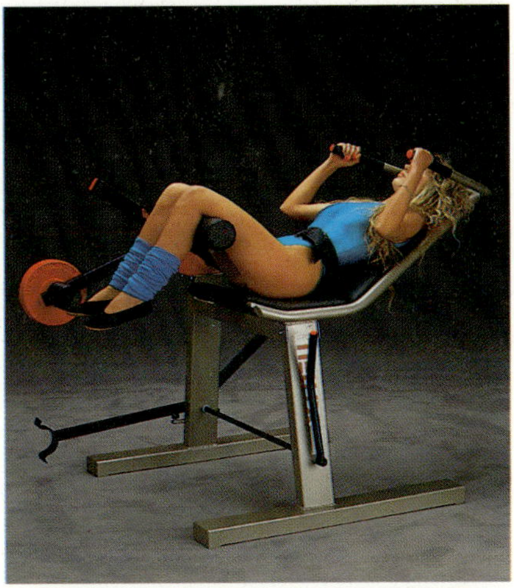

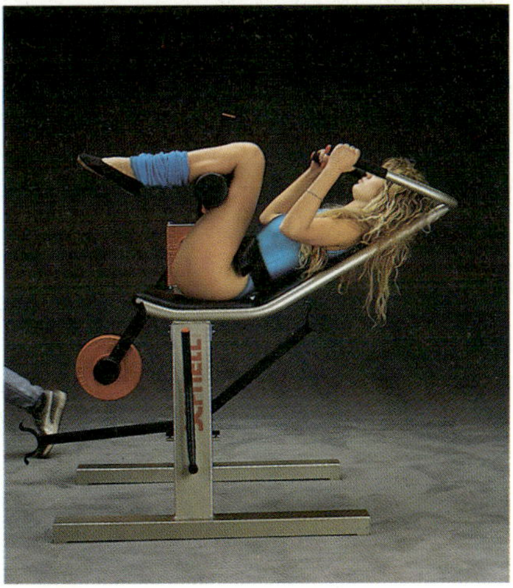

Ejercicio 5

Extensión de la pierna en posición vertical

Centro de rotación: la articulación de la cadera.
Número recomendado de repeticiones por serie: 15-30.

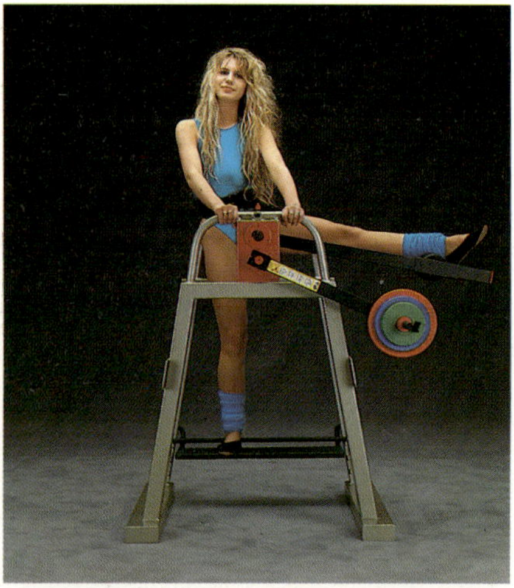

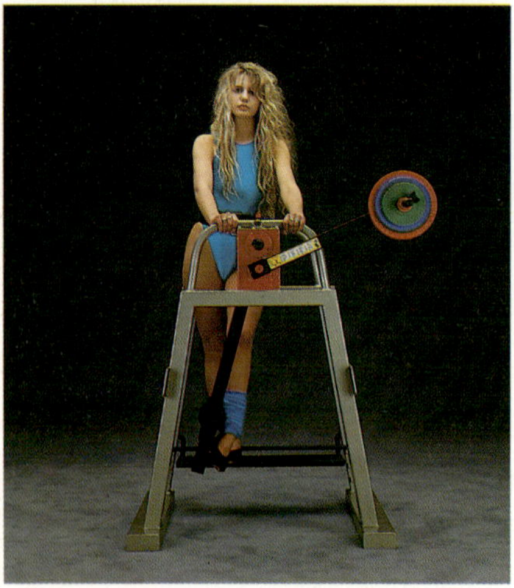

Ejercicio 6

Elevación de la pierna en posición vertical

Centro de rotación: articulación de la cadera.
Número recomendado de repeticiones por serie: 15-30.

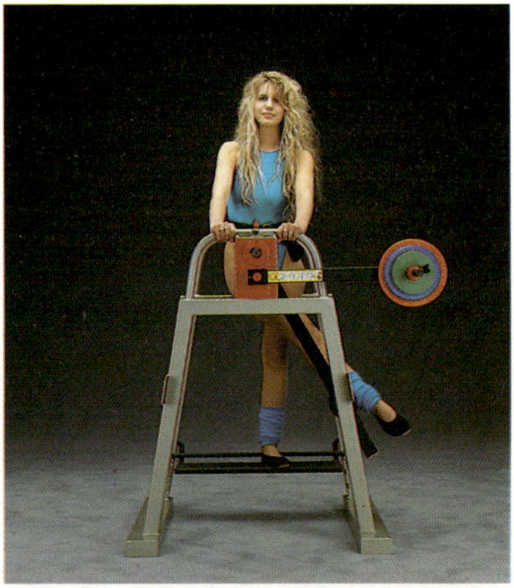

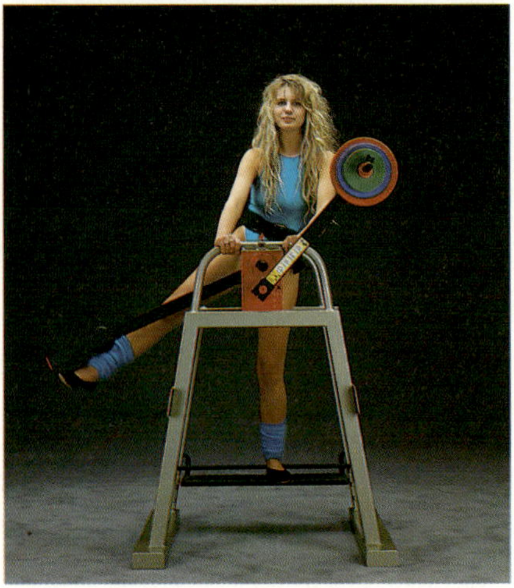

Ejercicio 7

Extensión de pies en posición sedente (máquina de pantorrillas) o erecta (máquina combinada de trabajo de pantorrillas y presión)

Centro de rotación: articulación del tobillo
Número recomendado de repeticiones por serie: 10-30.

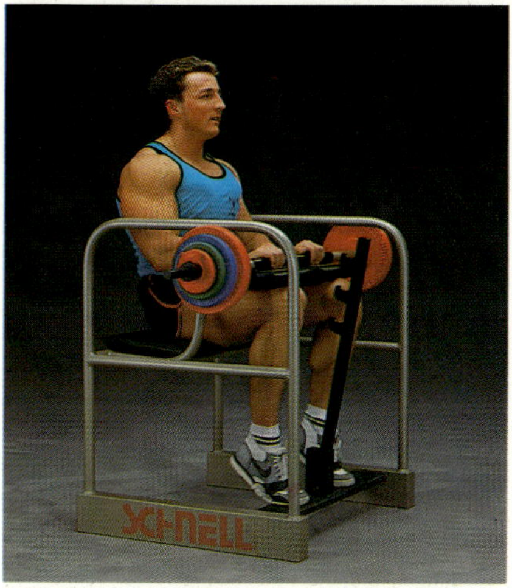

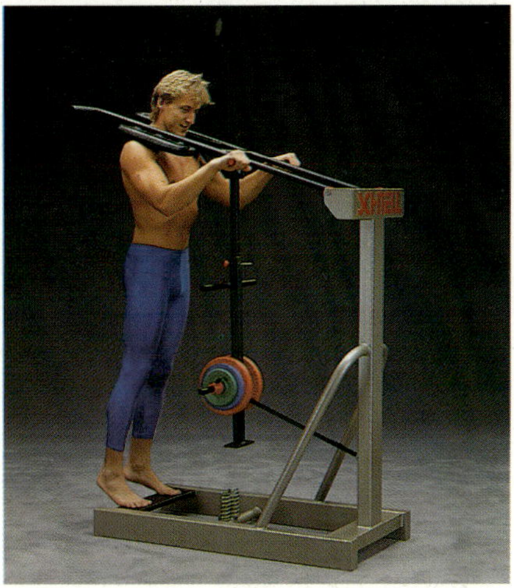

Ejercicio 8

Flexión de pies en posición sedente (máquina de pantorrillas)

En vez de apoyar las puntas de los pies, se apoyan los talones. Centro de rotación: articulación del tobillo. Número recomendado de repeticiones por serie: 8-20.

Entrenamiento de coordinación

El objetivo del entrenamiento de coordinación es desarrollar la capacidad de interacción entre los músculos (motores), las células nerviosas (estaciones de control) y el cerebro (central de comando). Tras veinticuatro días de entrenamiento con ejercicios básicos monoarticulares, habrá adquirido una condición básica, que se define por tener una mayor reserva de energía en los músculos.

Es el momento de pasar a la segunda parte del entrenamiento, que servirá para preparar los músculos, ya entrenados individualmente, mediante ejercicios complejos, para afrontar con éxito las exigencias que en forma de pruebas habrá de plantear el tercer ciclo de entrenamiento. En este caso también son aplicables las recomendaciones del programa de rendimiento para levantamiento de pesas en el banco (páginas 75-78) que se refieren al desarrollo del programa, la duración del programa, el plan de entrenamiento y las tablas de entrenamiento.

Ejercicios del entrenamiento de coordinación

Ejercicio 1

Flexiones de rodilla (con la pesa sobre la espalda)

Coloquese con la pesa larga descansando sobre la espalda, el cuerpo erguido, las piernas separadas y los pies paralelos separados por una distancia de entre 50 y 60 centímetros y los dedos señalando ligeramente hacia fuera. Puede tomar la pesa directamente de unos soportes puestos al efecto y dar luego uno o dos pasos al frente o hacer que dos compañeros la instalen sobre sus hombros. El agarre será medio, es decir, de la anchura de los hombros. Una vez adoptada la posición correcta, flexione las piernas hasta quedar en cuclillas y levántese otra vez, controlando cuidadosamente que, durante todo el movimiento de flexión de las rodillas hacia abajo y hacia arriba:

– a) el tronco se mantenga relativamente vertical,

– b) la columna vertebral se doble únicamente por la región lumbar, sin encorvar la espalda, y

– c) ambas rodillas señalen hacia fuera.

Si observa estas normas técnicas, podrá ejecutar sin problemas uno de los ejercicios multiarticulares más efectivos. Las tres reglas exigen que la vista se dirija al frente (sin hundir la cabeza), el pecho y los hombros se arqueen hacia afuera, la columna vertebral esté bien recta y las articulaciones de los pies tengan cierta movilidad.

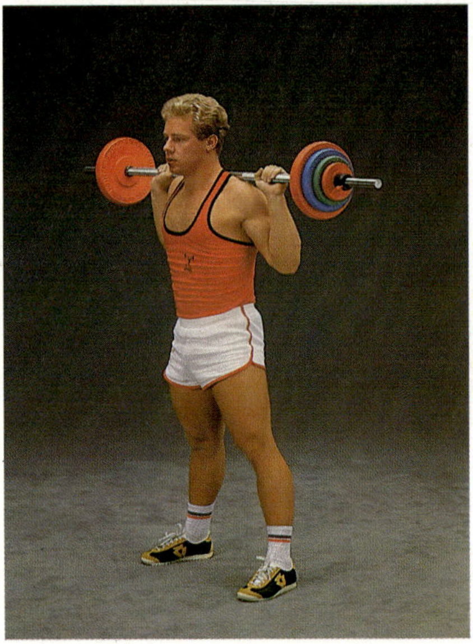

Si tiene dificultad para cumplir el último de estos tres puntos, ayúdese apoyando los talones sobre una pequeña elevación (disco de pesas, tabla, placa de goma dura, etc.). Si al practicar el ejercicio detiene el descenso unos centímetros antes de alcanzar la posición más baja y, al ascender, no llega a estirar las rodillas por completo, el efecto sobre los músculos flexores y extensores de las piernas será mucho más intenso.
Recomendación: entre 6 y 15 series. Los datos sobre el método son los mismos del programa de rendimiento de levantamiento de pesas en el banco. Efecto: músculos extensores y flexores de las articulaciones de pies, rodillas y caderas.

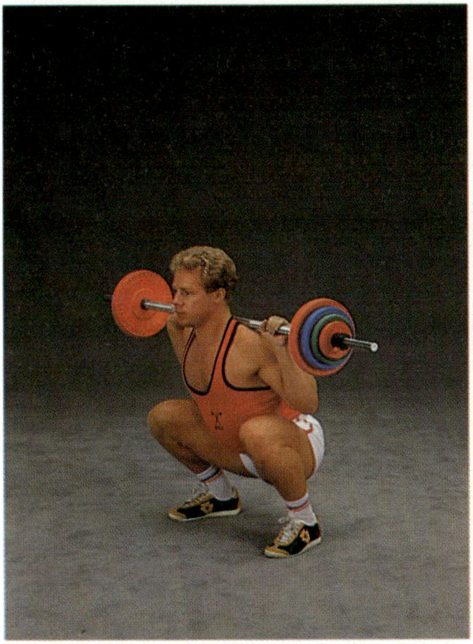

Técnica correcta para las flexiones de rodilla.

Ejercicio 2

Flexión de rodillas con estiramiento

Colóquese frente a una pared u otro elemento (una silla, un aparato de tracción, el tirador de una puerta, etc.) en el que pueda apoyar las manos aproximadamente a la altura de las caderas o la cintura. La distancia entre los pies y el objeto será de unos 40 o 50 cm. Flexione las rodillas hacia abajo y estire al mismo tiempo los brazos para empujar el tronco hacia atrás.
Recomendación: entre 2 y 4 series.
Efecto: intensivo sobre el extensor cuádriceps femoral.

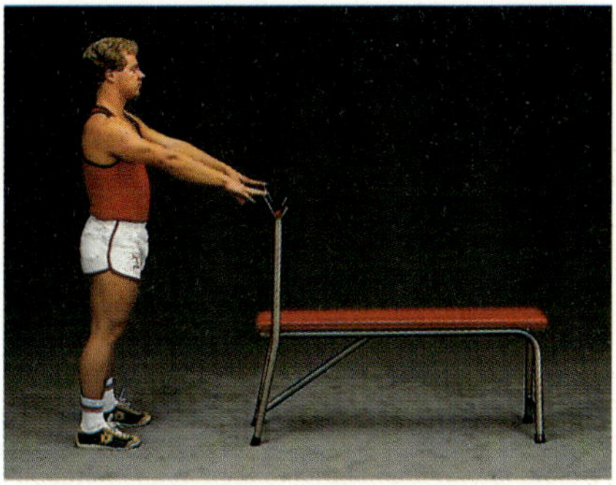

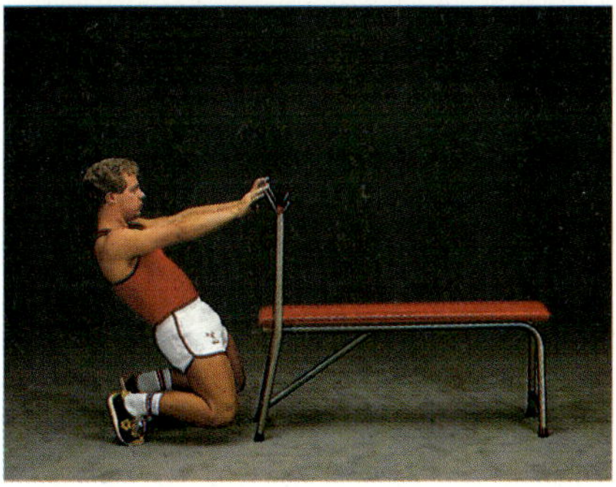

Ejercicio 3

Presión de piernas

Para hacer este ejercicio necesita una máquina o un aparato de presión de piernas.
Recomendación: entre 2 y 4 series.
Efecto: intensivo sobre los músculos de cintura y caderas, en especial los glúteos.

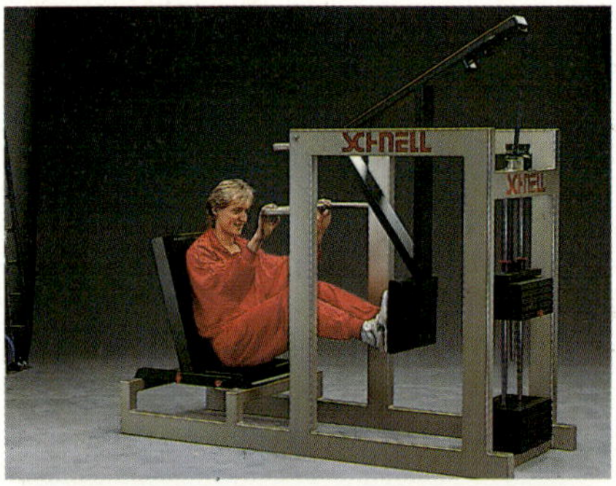

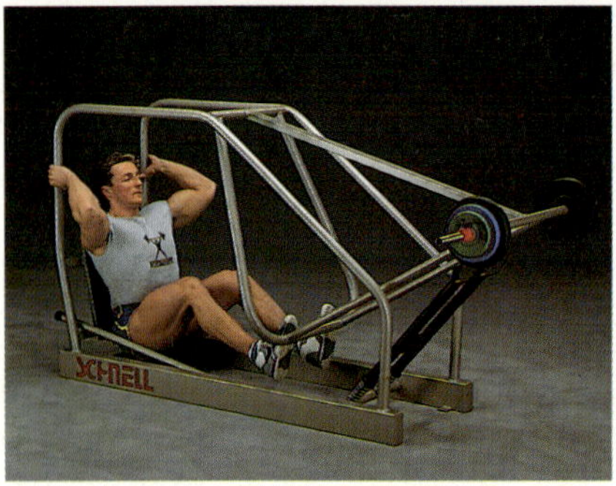

Ejercicio 4

Flexión de rodillas (con la pesa sobre el pecho)

Aplíquense las indicaciones del ejercicio 1. La única diferencia es que la pesa reposa delante, sobre el pecho o, hablando con mayor propiedad, sobre la clavícula y los músculos deltoides. Si siente molestias en las muñecas, suelte la barra sin bajar los brazos.
Recomendación: entre 2 y 4 series.
Efecto: sobre los músculos extensores de los tobillos, las rodillas y la cintura.

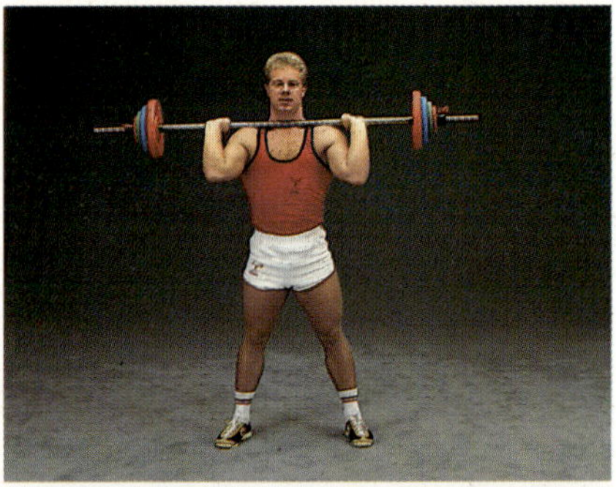

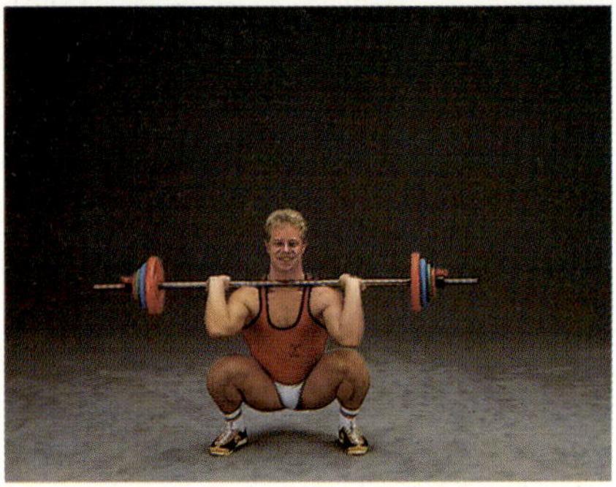

Ejercicio 5

Flexión de rodillas en posición de ataque para una pierna

Al igual que en el ejercicio anterior, la pesa descansa sobre el pecho. Dé un paso hacia delante, de aproximadamente un metro, y deje que el tronco descienda erguido hasta la posición de ataque sin alterar la posición de los pies. Extienda y flexione la pierna delantera con el cuerpo siempre vertical, manteniendo la pierna posterior tan recta como pueda. Cambie de pierna.
Recomendación: entre 2 y 4 series por pierna.

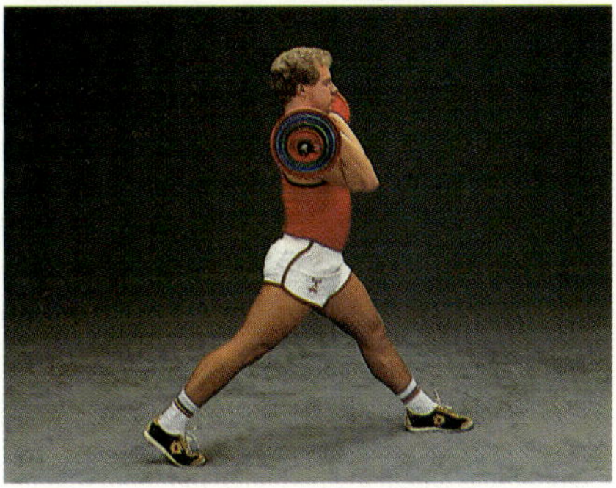

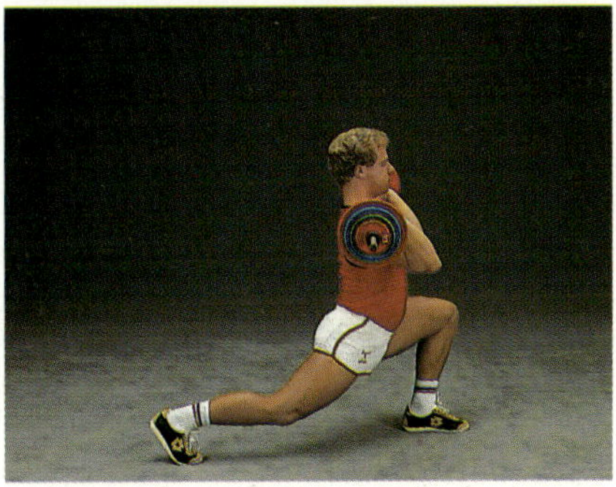

Prueba de rendimiento

La finalidad de esta parte del entrenamiento es evaluar el rendimiento y obtener la mejor marca personal en las disciplinas de salto de altura y de longitud sin carrera. Hasta el momento, hemos entrenado intensivamente la musculatura general de piernas y cintura de manera efectiva. Seguramente, los resultados son visibles en su propio cuerpo. En la primera fase hemos aumentado las reservas de energía almacenadas en los músculos aislados, en la segunda hemos mejorado la coordinación de las masas musculares y hemos mejorado la conexión con el cerebro a través de las variaciones en el avance del impulso nervioso.

Todo esto se ha conseguido gracias a una selección de ejercicios especiales y al uso de métodos de ejercitación variados y diferentes. Resulta, pues, lógico suponer que la efectividad y las posibilidades de rendimiento de sus piernas deben de haber mejorado notablemente, pero es conveniente comprobar este progreso y saber con precisión cuánto ha mejorado su rendimiento en medidas objetivas, como kilos o centímetros.

Para medir correctamente los avances en el desarrollo muscular de piernas y cintura, el método más adecuado consiste en realizar unas pruebas de aptitud. El nivel de desarrollo actual de sus piernas, comparado con el que poseía antes de iniciar el entrenamiento, puede ser comprobado de dos maneras distintas, cada una con objetivos específicos, a saber: comprobar que puede sostener cargas mayores que antes y que ha aumentado las distancias de salto de longitud y altura.

La primera comprobación es la prueba de las flexiones de rodilla, en tanto que la segunda consiste en efectuar los ya mencionados saltos sin carrera, en longitud y en altura. Antes de empezar las pruebas de aptitud, debe precalentar el cuerpo prestando especial atención, naturalmente, a los músculos flexores y extensores de las piernas. Además, será oportuno que, para que el cuerpo se adapte a los movimientos especiales del salto, haga antes algunos intentos previos con un esfuerzo máximo de entre el 50 y el 75% de sus fuerzas.

Flexiones de rodillas

Ya le hablamos de este ejercicio en la segunda parte del programa de rendimiento, de manera que ya no es necesario explicar la técnica peculiar que su práctica necesita (ver dibujo pág. 101). La duración del programa, el plan del entrenamiento para competir, las series, las repeticiones, la carga y el método de ejercicios se corresponden con exactitud a los que ya planteamos en la tercera fase del programa de levantamiento de pesas sobre el banco (ver páginas 94-98), de modo que tampoco serán necesarias mayores explicaciones. La única diferencia es que ha de entrenarse con otro ejercicio: las flexiones de rodillas.

Cuando llegue al cuarto día de entrenamiento, podrá considerar que ha alcanzado la meta buscada e intentar conseguir una nueva marca personal. ¡Le deseamos mucho éxito en la empresa! Una vez transcurridos de uno a dos días de pruebas físicas, y habiendo gozado ya de un merecido descanso, podrá acometer sin más preparaciones previas los dos siguientes trabajos de medición de la mejora del rendimiento de sus piernas.

Flexión de rodillas en arranque (con barra sin carga)

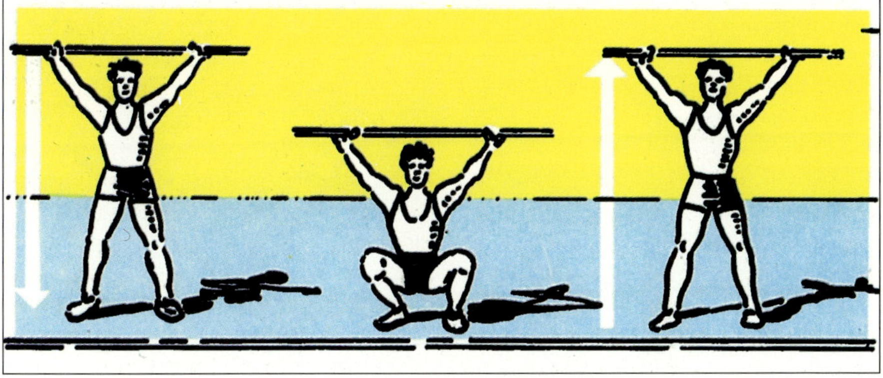

Salto de altura sin carrera (diferencia)

Acérquese a una pared de una altura suficiente y extienda su brazo más hábil (el derecho para los diestros y el izquierdo para los zurdos) tan arriba como pueda sin levantar los talones del suelo. Marque el punto en el cual la punta del dedo corazón estirado al máximo toca la pared. Aléjese de la pared entre 20 y 40 centímetros, según le sea más cómodo, y prepárese para iniciar el salto. Recoja los brazos y flexione las rodillas Salte lo más arriba que pueda y toque la pared con el mismo dedo de antes (ver ilustración).

Puede hacer tantos saltos como desee, descansando un poco entre intento e intento, para recuperar aire y energías, aunque, de acuerdo con la experiencia, podemos asegurarle que le será bastante difícil mejorar sus marcas más allá del 5.o o quizás del 8.o salto; además, queda todavía otra prueba.

Ahora mida la diferencia existente en centímetros, entre la señal de partida y la señal final del salto: este valor indicará con exactitud su nueva capacidad de extensión en el salto.

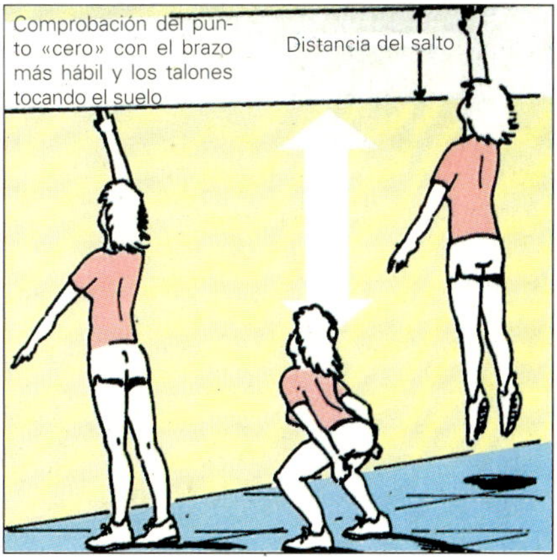

Salto de longitud sin carrera

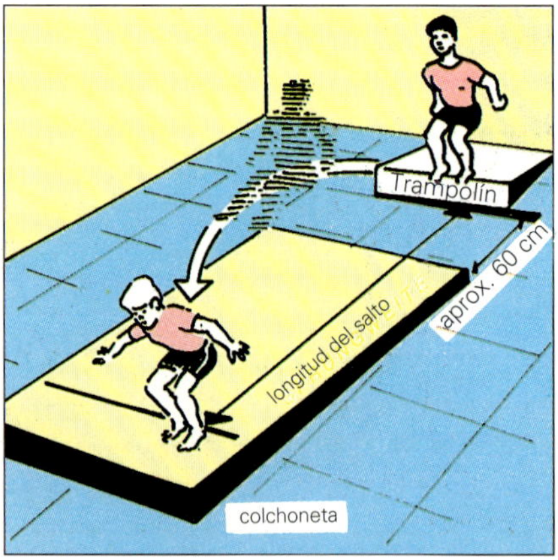

Para esta prueba, será necesario servirse de una base de madera y sin resortes, que se instalará contra una pared, para evitar que se deslice. También puede aprovechar una viga gruesa o cualquier otro elemento que tenga un borde elevado y firme desde el que saltar. A una distancia de aproximadamente 60 centímetros de este elemento, coloque una colchoneta de gimnasia o un cajón de arena, según los casos. Sitúese sobre el canto del elemento usado como base de salto con los pies casi juntos y flexionando un poco ambas piernas. Los dedos de los pies deben sobresalir un poco del extremo de la base y apoyarse en ella para tomar impulso. Al igual que hizo en la prueba anterior, tendrá que ejecutar un movimiento de balanceo hacia atrás con los brazos al mismo tiempo que flexiona un poco las rodillas (ver ilustración).

La distancia se mide con un centímetro o cinta métrica, desde el borde de la base de salto hasta el extremo más cercano de la huella dejada por los talones al tomar contacto con el suelo. En el caso de que en la «maniobra de aterrizaje» pierda el equilibrio, caiga o le resulte necesario apoyarse detrás con las manos, el salto no resultará válido. Como en la prueba anterior, se permite la realización de una cantidad limitada de intentos, con pausas intermedias de descanso para obtener el mejor resultado posible.